Onkologisches Kolloquium 4

Onkologisches Kolloquium 4

Chemotherapieresistenz

Mechanismen und Möglichkeiten ihrer Überwindung

Herausgeber
R. Osieka, S. Seeber, E. Enghofer

Walter de Gruyter
Berlin · New York 1990

Herausgeber
Prof. Dr. R. Osieka
Medizin. Klinik IV
Medizin. Einrichtungen der RWTH
Pauwelstraße
D-5100 Aachen

Prof. Dr. S. Seeber
Medizin. Klinik III
Städt. Krankenhaus
Dhünnberg 60
D-5090 Leverkusen

Dr. E. Enghofer
Wessobrunner Str. 5
D-8032 Gräfelfing

CIP-Titelaufnahme der Deutschen Bibliothek

Chemotherapieresistenz : Mechanismen und Möglichkeiten ihrer Überwindung / Hrsg. R. Osieka ... — Berlin ; New York : de Gruyter, 1990
(Onkologisches Kolloquium ; 4)
ISBN 3-11-012590-0
NE: Osieka, Reinhardt [Hrsg.]; Onkologisches Kolloquium: Onkologisches Kolloquium

Der Verlag hat für die Wiedergabe aller in diesem Buch enthaltenen Informationen (Programme, Verfahren, Mengen, Dosierungen, Applikationen etc.) mit Autoren bzw. Herausgebern große Mühe darauf verwandt, diese Angaben genau entsprechend dem Wissensstand bei Fertigstellung des Werkes abzudrucken. Trotz sorgfältiger Manuskriptherstellung und Korrektur des Satzes können Fehler nicht ganz ausgeschlossen werden. Autoren bzw. Herausgeber und Verlag übernehmen infolgedessen keine Verantwortung und keine daraus folgende oder sonstige Haftung, die auf irgendeine Art aus der Benutzung der in dem Werk enthaltenen Informationen oder Teilen davon entsteht.

Die Wiedergabe von Gebrauchsnamen, Handelsnamen, Warenbezeichnungen und dergleichen in diesem Buch berechtigt nicht zu der Annahme, daß solche Namen ohne weiteres von jedermann benutzt werden dürfen. Vielmehr handelt es sich häufig um gesetzlich geschützte, eingetragene Warenzeichen, auch wenn sie nicht eigens als solche gekennzeichnet sind.

Satz: Arthur Collignon GmbH, Berlin. — Druck: Gerike GmbH, Berlin
Buchbinderische Verarbeitung: Dieter Mikolai, Berlin
Printed in Germany

Verzeichnis der erstgenannten Autoren

Dr. H. Diddens
Medizinisches Lazerzentrum
Lübeck
Peter-Monnik-Weg 9
D-2400 Lübeck

Prof. Dr. M. Dietel
Abt. Allgemeine Pathologie u.
Pathologische Anatomie
Universitäts-Klinikum
Michaelisstr. 11
D-3300 Kiel 1

Prof. Dr. W. Hiddemann
Abt. Hämatologie/Onkologie
Universitätsklinik
Albert-Schweitzer-Str. 33
D-4400 Münster

Dr. R. D. Issels
Med. Klinik III
Klinikum Großhadern
Marchioninistr. 15
D-8000 München 70

Dr. V. Ling
Bioresearch Division
The Ontario Cancer Institute
500 Sherbourne Street
Toronto, Ontario M4X 1K9
Canada

PD Dr. E. Platzer
Med. Klinik III
mit Poliklinik
Krankenhausstr. 12
D-8520 Erlangen

Prof. Dr. D. A. Schalhorn
Med. Klinik III
Klinikum Großhadern
Marchioninistr. 15
D-8000 München 70

Dr. R. D. H. Whelan
Imperial Cancer Research
Fund Laboratories
44 Lincoln's Inn Fields
P.O. Box 123
London Wc2 A 3PX

Inhalt

Morphologische Veränderungen als Folge in vitro induzierter Chemoresistenz*

M. Dietel, H. Arps, A. Niendorf

Einleitung

Während der letzten Jahrzehnte hat die Neuentwicklung von biochemisch verschiedenen Substanzklassen mit antiproliferativer Wirkung die Möglichkeiten der Chemotherapie maligner Tumoren in vielen Punkten verbessert. Dabei wurden Zytostatika entwickelt, die auf verschiedenen Ebenen der Zellreplikation ansetzten, z. B. der Purin- und Pyrimidinsynthese, Ribonucleotidsynthese, der DNA-Replikation, dem mikrotubulären System, der Protein- und Enzymsynthese. Es muß jedoch festgehalten werden, daß auch bei kombinierter Applikation unterschiedlicher Zytostatikatypen eine generell wirksame Substanz, bzw. Substanzenkombination, die spezifisch und ausschließlich auf neoplastische Zellen wirkt, nicht gefunden worden ist. Auch mit den in der modernen Onkologie in zunehmend höherer Dosierung eingesetzten Zellgiften ist bei der Mehrzahl der klinisch auftretenden Tumoren zu beobachten, daß diese auch nach wiederholter Gabe von Chemotherapeutika, zum Teil sogar in deren Anwesenheit, ein progressives Wachstum aufweisen. Dieses „Phänomen" wird als Chemoresistenz maligner Tumoren bezeichnet und stellt das zentrale Problem der onkologischen Therapie dar.

In klinischen Untersuchungen wird immer wieder festgestellt, daß Tumoren zunächst gut auf die primäre Chemotherapie mit einer Wachstumsverlangsamung oder Tumorreduktion reagieren. Die Rezidive des Primärtumors, bzw. die Metastasen zeigen dann jedoch häufig ein sehr viel schlechteres Ansprechen auf die gleichen oder auch auf veränderte Therapieschemata. Es ergibt sich daraus die Frage, wie es einer Tumorzellpopulation möglich ist, sich von einem primär chemosensitiven Zustand zu einem chemoresistenten Zustand zu verändern, um dann in einem hochtoxischen Milieu proliferieren zu können. Zu

* Diese Arbeit wurde unterstützt durch die Deutsche Forschungsgemeinschaft, SFB 232 und Di 276/3, die Hamburger Stiftung zur Förderung der Krebsbekämpfung, den Hamburger Landesverband zur Krebsbekämpfung und Krebsforschung und die E. und G. Roggenbuck-Stiftung.

dieser Fragestellung existiert eine große Anzahl von biochemischen Studien, welche Unterschiede zwischen sensitiven Zellinien und ihren resistenten Varianten beschreiben: veränderte Enzymaktivität (7-Dihydrofolatreduktase, Glutathione-S-Transferase, Topoisomerase II) [3, 26, 34, 33, 39], Genamplifikation [6, 7, 22, 27, 28, 42, 50], stimulierte DNA-Reparatur [24, 44, 51], reduzierte Netto-Akkumulation [8, 23], erhöhter energieabhängiger Zytostatika-Efflux [31, 49], reduzierte intrazelluläre Zytostatikadetoxifikation [1, 13] und vermehrte Produktion von Rezeptor- und Transportproteinen (P170 kDa Glycoprotein, GP150 kDa Protein, P21 kDa Protein, P19 kDa Protein etc.) [35, 36, 42, 47].

Untersuchungen über morphologische Veränderungen zwischen chemosensitiven und chemoresistenten Zellen sind nur vereinzelt publiziert worden [30, 52]. Erst kürzlich wurden von Sehested [45, 46] Hinweise darauf gegeben, daß ein vermehrter Austausch von Membranbestandteilen verbunden mit intensivierter Vesikelbildung eine möglicherweise wichtige Rolle bei der Entwicklung von Zytostatika-resistenten Zellpopulationen spielt. Eine weitere Aufklärung der an der Resistenzentwicklung beteiligten Zellkompartimente und -organellen ist von besonderer Bedeutung, da Ansätze zur Überwindung von Chemoresistenzen nur bei einem möglichst vollständigen Verständnis der zellulären Abwehrmechanismen möglich ist.

Vor diesem Hintergrund wurden in unserer Arbeitsgruppe eine Reihe von morphologischen Experimenten über phenotypische Veränderungen zellulärer und subzellulärer Strukturen begonnen, um deren mögliche Beteiligung an der Resistenzentwicklung zu untersuchen. Voraussetzung dafür war die in vitro simulierbare Entstehung chemoresistenter Zellpopulationen. Als erster Schritt wurden 15 verschiedene Tumorzellkulturen unseres Labors bezüglich Chemosensitivität gegenüber verschiedensten Substanzen getestet, um eine Zellinie herauszufinden, die sich als hochsensibel gegenüber möglichst vielen Chemotherapeutika erwies. Eine Zellinie wird in den vorliegenden Untersuchungen als sensibel bezeichnet, wenn die zur 50%igen Hemmung notwendige Zytostatikakonzentration (IC_{50}) eine Zehnerpotenz unterhalb der in vivo erreichbaren Konzentration liegt [1, 17, 18]. Diese Eigenschaft wurde bei der menschlichen Magenkarzinomzellinie EPG85-257 gefunden. Sie war hochsensibel gegenüber Mitoxantron, Daunomycin, Adriamycin, Vincristin, Vinblastin, Colchicin und CisPlatin. Eine relativ hohe Primärresistenz ergab sich gegenüber Metothrexat. Am Beispiel dieser Karzinomzellinie sollen die Entwicklung der Chemoresistenz und die assoziierten phenotypischen Veränderungen dargestellt werden.

Charakteristika der humanen Magenkarzinomzellinie EPG 85-257

Im Oktober 1985 erhielten wir direkt aus dem Operationssaal der Chirurgie des Universitätskrankenhauses Eppendorf das operativ entfernte Präparat eines Magenkarzinoms. Histologisch wurde der Tumor als ein anaplastisches Adenocarcinom diagnostiziert. Von dem Operationspräparat wurde entsprechend der im Labor eingeführten Methodik eine primäre Zellkultur angelegt [14, 18]. Nach ca. zwei bis drei Wochen waren die kultivierten Zellen zu einem Monolayer-Rasen zusammengewachsen. Um sicherzustellen, daß die proliferierenden Zellkulturen aus malignen Tumorzellen bestehen, wurde folgende Charakterisierung der Kulturen vorgenommen:

1. Mittels Phasenkontrastmikroskopie wurden zytologisch atypische Zellen mit multiplen Mitosen als ein Zeichen der Malignität der Kultur nachgewiesen.
2. Zum Nachweis, daß die in vitro kultivierten Zellen denen des Ausgangstumors weitgehend entsprechen, wurde das für epitheliale Tumoren charakteristische Zytoskelettprotein Keratin immuncytochemisch bestimmt (Methode siehe [16, 18, 20]). Darüberhinaus konnten im Primärtumor und in der abgeleiteten Zellkultur die tumorassoziierten Antigene (TAA) CEA und CA 19-9 gleichermaßen gefunden werden. Die Analogie der Expression von TAA ist ein weiterer Hinweis darauf, daß die Zellen in vitro denen in vivo entsprechen.
3. Zum Beweis der Malignität wurde in den kultivierten Zellen der nukleäre DNA-Gehalt mittels Scanning-Zytophotometrie bestimmt (Methode siehe [18, 19]). Hierbei wurde gefunden, daß mehr als 40% der kultivierten Zellen atypische, hypertetraploide Zellkerne mit DNA-Werten $> 4{,}5$ n (diploid $=$ 2 n) aufwiesen.

Induktion der Chemoresistenz

Verschiedene Kulturen der EPG85-257 Zellen wurden in Anwesenheit von schrittweise erhöhten Konzentrationen der Zytostatika Adriblastin, Mitoxantron und Vinblastin inkubiert. Die Tumorzellen wurden jeweils in subletalen Konzentrationen der Zytostatika kultiviert. Nach Erreichen eines konfluierten Wachstums (zwischen 3 und 10 Tagen) wurden die verschiedenen Zellpopulationen passagiert und für weitere zwei Tage in der gleichen Konzentration gehalten. Anschließend wurde eine zwei- bis fünffache Erhöhung der Zytostatikakonzentration vorgenommen und der Kultivationsablauf ein weiteres Mal wiederholt. Parallel zur Induktion der Chemoresistenz wurden die sensitiven Ursprungszellen ohne Anwesenheit von Zytostatika inkubiert und analog passagiert.

Bei der zytostatikabedingten Selektion zeigte sich nach ca. 120 Tagen, daß die EPG85-257 Zellen eine außerordentlich hohe Resistenz gegenüber Mitoxantron entwickelten (Abb. 1). Beide, die sensitiven und resistenten Zellen wurden am Ende dieses Prozesses kloniert. Dazu wurde die sogenannte „Single-Cell" Methode angewandt, die von Goldenberg et al. [25] beschrieben wurde. Am Ende der 120tägigen Inkubationszeit betrug die IC_{50} gegenüber DHAD in den klonierten sensitiven EPG85-257P Zellen 0,0022 µg/ml und in den klonierten resistenten EPG85-257RNOV Zellen 0,41 µg/ml. Das entspricht einer Steigerung um den Faktor 186,4. In den ausschließlich mit DHAD behandelten Zellen wurde eine Kreuzresistenz (Tab. 1) für Adriamycin (Faktor 10) und Daunomycin (Faktor 3,9) nicht jedoch für Colchicin, Vinblastin und Vincristin nachgewiesen. Die Kontrollinkubationen, die während der gesamten Untersuchungszeit keinem Zytostatikum ausgesetzt waren, zeigten keine Veränderung der Chemosensitivität. Die EPG85-257RNOV Zellen wurden anschließend an

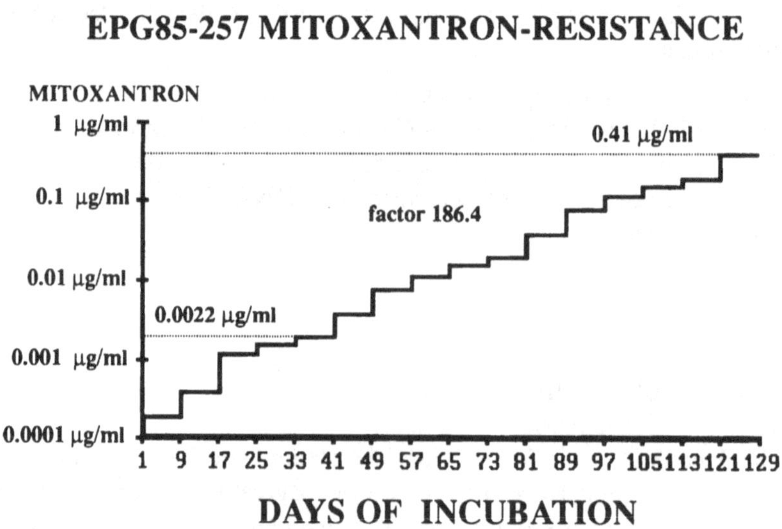

Abb. 1 Induktion einer DHAD-Chemoresistenz in EPG85-257 Zellen. Zeitabhängige Erhöhung der IC_{50} bei stufenweise durchgeführter Erhöhung der DHAD-Konzentrationen im Kulturmedium. IC_{50} am Beginn der Inkubationsperiode = 0,0022 µg/ml Kulturmedium, IC_{50} am Ende der Inkubationsperiode = 0,41 µg/ml Kulturmedium, entsprechend Faktor 186 (Einzelheiten siehe Text).

Tabelle 1 Veränderung der IC_{50} von sensitiven und resistenten Zellen der humanen Magenkarzinom-Zelline EPG85-257

	50%ige Hemmkonzentration		
	EPG85-257P* sensitiv	EPG85-257RNOV* resistent	Anstieg
Mitoxantron	0,0022**	0,41**	186,0
Adriamycin	0,001**	0,01**	10,0
Daunomycin	0,013**	0,05**	3,9

* in µg/ml Kulturmedium

** signifikante Unterschiede mit $p < 0{,}001$

die Selektionsphase 90 Tage lang ohne Anwesenheit von DHAD inkubiert. Dabei blieb die Chemoresistenz erhalten, so daß ein DHAD-resistenter Pheno- und Genotyp vorliegt.

Veränderungen des Phenotyps während der Resistenzentwicklung

Lichtmikroskopische Interferenzkontrastmikroskopie

Diese spezielle optische Variante der Lichtmikroskopie ermöglicht eine der konventionellen Mikroskopie überlegene morphologische Darstellung zellulärer Strukturen. In den vorliegenden Untersuchungen wurde dieses Verfahren angewendet, um die sensitiven und resistenten Zellen miteinander zu vergleichen.

Bei Inkubation beider Zelltypen ohne Zytostatika ergaben sich keine Unterschiede bezüglich der Größe, Form, nukleären Chromatinverteilung etc. Die 24stündige Applikation von 10 µg/ml DHAD hingegen induzierte ausgeprägte Veränderungen des Phenotyps der sensitiven versus resistenten EPG85-257 Zellen. Die sensitive Population zeigte eine fast vollständige Zerstörung des Zytoplasmas mit ausgeprägter Schrumpfung und Verklumpung der Zellkerne (Abb. 2a). In den Zellkernen wurde nach DHAD-Applikation eine intensive Blaufärbung gefunden, die einer Akkumulation des dunkelblauen DHAD entspricht. Dieser Befund stellt das morphologische Korrelat zum DHAD-induzierten letalen Zelldefekt mit subtotaler Zytolyse dar.

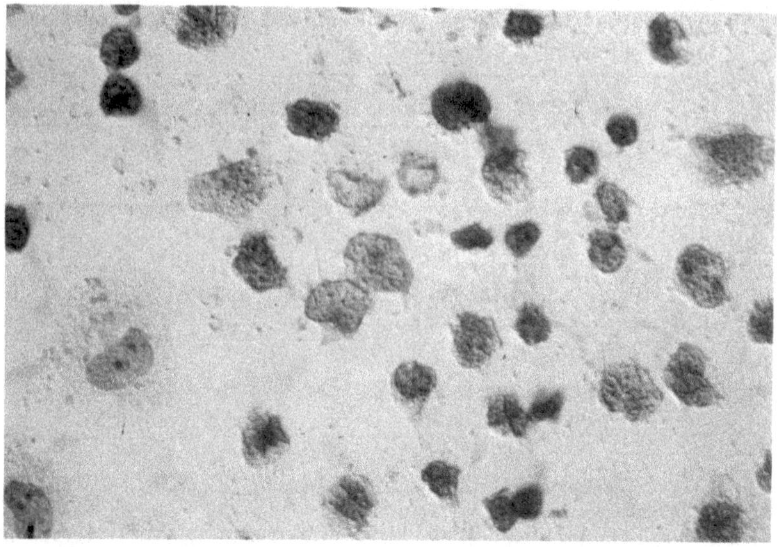

a

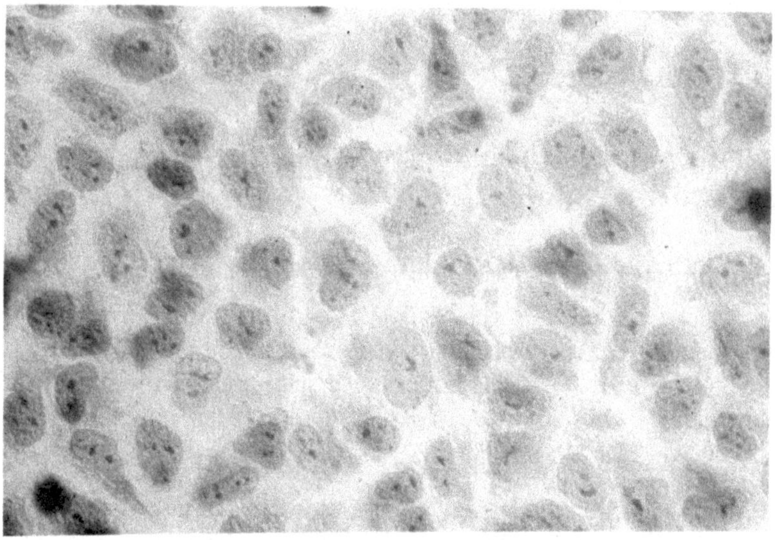

b

Die resistenten EPG85-257RNOV Zellen hingegen zeigten nach 24stündiger Applikation von 10 µg/ml DHAD keine wesentlichen Veränderungen der Zellintegrität. Die Zytoplasmaleiber waren intakt und nicht geschrumpft (Abb. 2b). Die Zellkerne waren ebenfalls unverändert und vollständig ungefärbt. Dies bedeutet, daß keine größeren Mengen von DHAD in die Zelle eingedrungen und bis in den Nukleus vorgedrungen sind. Auffälligerweise wurden an der

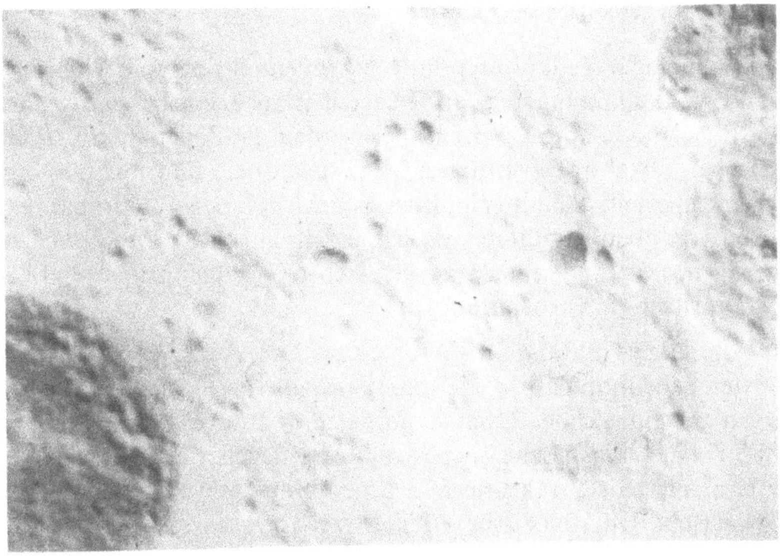

c

Abb. 2 Hämatoxilin-Eosin-gefärbte Kulturen der EPG85-257 Zellen. (a) EPG85-257P Zellen nach 24stündiger Inkubation in 10 µg/ml DHAD. Subtotale Zerstörung des Zytoplasmas, ausgeprägte Schrumpfung und Verklumpung der Zellkerne als Zeichen der DHAD-induzierten Zytolyse (× 200). (b) EPG85-257RNOV nach 24stündiger Applikation von 10 µg/ml DHAD ohne wesentliche Veränderung der Zellintegrität. Zytoplasmaleiber und Zellkerne intakt (× 200). (c) An der Oberfläche der resistenten Zellen multiple unterschiedlich große Vesikel (z. T. mit Pfeilen markiert). Im ungefärbten Originalpräparat intensiv blaue Anfärbung der Vesikel als Zeichen der vesikulären DHAD-Akkumulation.

Oberfläche der resistenten Zellen unterschiedlich große intensiv blau gefärbte Vesikel beobachtet (Abb. 2c). Da keine artifiziellen cytologischen Färbungen vorgenommen wurden, spricht die Blaufärbung für eine intravesikuläre Akkumulation von DHAD. Diese spezifischen zellulären Veränderungen waren nur bei den resistenten Zellen zu beobachten und sind Ausdruck der DHAD-Resistenz.

Elektronenmikroskopie

Um die Monolayer-Zellkulturen im Elektronenmikroskop bezüglich Polarisierung und Vesikelbildung relevant beurteilen zu können, wurde eine speziell adaptierte Methode angewandt. Dabei werden die Zellen *in situ*, d. h. auf den bewachsenen Objektträgern, fixiert, dort dehydriert und in Epon eingebettet. Durch eine spezielle Schnittechnik ist es nach Kippen der Präparate möglich, die Zellen von oben nach unten zu schneiden und somit die speziellen oberflächenbezogenen Veränderungen zu erfassen (eine ausführliche Publikation ist von B. Lauritzen in Vorbereitung).

Nach 24stündiger Inkubation in 1,0 μg/ml DHAD zeigten die sensitive und die resistente Zellpopulation charakteristische Unterschiede. Die sensitive Variante war gekennzeichnet durch vergrößerte, dilatierte, partiell zerrissene Mitochondrien, erheblich geschwollenes, zystisch degeneriertes endoplasmatisches Retikulum, aufgelöste frakturierte Zellmembranen und ein dunkel kondensiertes Zytoplasma. Oberflächliche Vesikel waren nur ganz vereinzelt entwickelt.

Wie schon in der Lichtmikroskopie ergab die 24stündige Applikation von 1,0 μg/ml DHAD in den resistenten Zellen keinerlei morphologisch faßbaren Alterationen. Das Zytoplasma war gleichmäßig entwickelt. Die Zellmembran, das endoplasmatische Retikulum, die Mitochondrien und die übrigen Organellen waren vollständig erhalten. Der Zellkern zeigte keine Destruktionen des Chromatins. Das wesentliche Charakteristikum in dieser Zellvariante bestand im Nachweis multipler an der Oberfläche gelegener Vesikel. Charakteristischerweise waren die Vesikel außen von einer Doppelmembran (analog der Zellmembran) begrenzt. Das innere Vesikellumen war ebenfalls von einer Doppelmembran ausgekleidet. Zwischen beiden Membranen war ein dem Organellenfreien Zytosplasma ähnliches „Vesikuloplasma" nachweisbar. Die Vesikel zeigten zumeist eine exzentrische, tropfenähnliche Form, die im Bereich der Spitze ein im Vesikuloplasma gelegenes Areal kondensierter elektronendichterer Strukturen, z. B. Proteine, aufwies. Im Zusammenhang mit weiter unten beschriebenen Befunden, handelt es sich hierbei möglicherweise um zytoskeletale Proteine.

Immunzytochemie

Zur weiteren Erfassung der mit einer Resistenzentwicklung verbundenen Veränderungen wurde das Resistenz-assoziierte P170-Glycoprotein (M_r 170000) und das zytoskeletale Protein Tubulin in den resistenten und sensiblen Zellpopulationen vergleichend immuncytochemisch dargestellt (Methodik siehe [18]). Der P170 spezifische, von Kartner et al. [32] entwickelte Antikörper C 219 wurde uns freundlicherweise von Victor Ling (The Ontario Cancer Institute,

Toronto, Canada) zur Verfügung gestellt. Das anti-α-Tubulin wurde von Amersham (Braunschweig, FRG) bezogen.

Die sensitiven EPG85-257P Ursprungszellen ergaben in der Immunzytochemie keine Expression des P170 Glycoproteins. Dieses Ergebnis war unabhängig davon, ob DHAD im Kulturmedium anwesend war oder nicht. Die resistenten EPG85-257RNOV Zellen exprimierten in der Gegenwart von DHAD nur ganz geringe Mengen des P170 Proteins. Der Nachweis lag an der unteren Empfindlichkeitsgrenze des Immuncytochemie-Assays. Es ist daher anzunehmen, daß die DHAD-Resistenz nicht mit einer vermehrten P170 Expression assoziiert ist. (Daunomycin-resistente EPG85-257 Zellen mit typischer Multidrug-Resistance [10, 11, 23, 27, 32] zeigten im Gegensatz dazu eine intensive immuncytochemische Reaktion für das P170 Protein. Ergebnisse hier nicht gezeigt).

In eukaryonten Zellen stellt Tubulin ein wesentliches Strukturprotein dar, welches bei intrazellulären Transportvorgängen eine wichtige Rolle spielt. In Kenntnis der ausgeprägten Neubildung von Vesikeln in der resistenten Tumorzellpopulation wurde das Muster der Tubulinexpression in beiden Zellvarianten untersucht. Dabei fand sich, daß nach Inkubation in DHAD-freiem Kulturmedium und nach einstündiger Inkubation in 1,0 µg/ml DHAD keine Veränderung der mikrotubulären Filamente in den sensitiven Zellen nachweisbar war. Die Mikrotubuli waren perinukleär konzentriert und zeigten einen davon ausgehenden bis an die Zellmembran reichenden radiären Verlauf. Das einzelne Tubulinfilament war schmal und fein ausgezogen. Eine verlängerte Zytostatikaapplikation (z. B. für 12–24 Stunden) ergab entsprechend der zu beobachtenden Zytolyse multiple Brüche und klumpige Agglutinationen der Proteinstrukturen. Diese Veränderung stellt das Korrelat zum DHAD-induzierten Zelltod dar.

Nach gleicher Inkubation (1 h, 1,0 µg/ml) in DHAD zeigte das Tubulin in resistenten Zellen einen charakteristischen Umbau. Die Filamente waren insbesondere an den Kreuzungspunkten perlschnurartig verdickt. Diese Veränderungen waren in der Peripherie der Zellen betont. Eine verlängerte Zytostatikaeinwirkung hatte keinen weiteren Einfluß auf die Konfiguration der Mikrotubuli, ebenso war eine Inkubation in DHAD-freiem Medium ohne Effekt auf die tubulären Strukturen.

Diskussion

Die vorgelegte Arbeit beschreibt am Beispiel der menschlichen Magenkarzinom-Zellinie EPG85-257 die mit der Entwicklung einer Chemoresistenz verbundenen morphologisch-strukturellen Veränderungen auf zellulärer Ebene. Es wurden drei wesentliche Merkmale in resistenten Zellen nachgewiesen, die in den sensiblen Ursprungszellen nicht entwickelt waren:

1. Bei Anwesenheit von DHAD produziert die resistente Variante spezielle Membranassoziierte Vesikel, die vom Plasmalemm abgeschnürt werden. Diese Vesikel enthielten das selektionierende Zytostatikum, wie durch die dunkelblaue Farbe des DHAD nachgewiesen werden konnte. Aufgrund der ultrastrukturell dargestellten morphologischen Charakteristika ist wahrscheinlich, daß sich die Membranen der Vesikel aus der Zellmembran ableiten. Offenbar entsprechen diese vesikulären Zellabschnürungen einem Abwehrmechanismus der Zelle zum Schutz vor toxischen Substanzen und stellen somit das morphologische Korrelat zum biochemisch beschriebenen „Rapid Drug Efflux" dar [22, 31, 40, 49, 52]. Ähnliche Ergebnisse wurden mittels biochemischer Vesikelpräparationen [9] berichtet, die eine gegenüber den sensitiven Zellen erhöhte vesikuläre Vinblastin-Bindung in Vinblastin-resistenten Zellen aufzeigten. Morphologisch wurde von Sehested et al. [46] ein vermehrter Membranaustausch in resistenten Zellen nachgewiesen. Auch dieses Ergebnis steht in Übereinstimmung mit der in der vorgelegten Arbeit gefundenen vermehrten Vesikelformation, die zumindest in einigen Zellinien offenbar eine wesentliche Funktion für die Resistenzentwicklung besitzen.

2. Die Synthese des Resistenz-assoziierten P170 Glycoproteins [30, 9, 11, 21, 27] war in den EPG85-257RNOV Zellen nicht wesentlich gesteigert. Dies deutet für DHAD auf einen P170-unabhängigen Resistenzmechanismus hin. Möglicherweise sind bisher unbekannte Bindungs- bzw. Rezeptorproteine für DHAD in den Membranen der oben beschriebenen Vesikel vorhanden. Diese Membranproteine transportieren das Zytostatikum in das Vesikellumen, wie an ihrer blauen Farbe zu erkennen ist.

3. Die immunzytochemische Darstellung des mikrotubulären Proteins Tubulin zeigte, daß in den resistenten Zellen strukturelle Veränderungen mit Verdichtungen und intensiver Vernetzung der Filamente auftreten. Die Bedeutung dieses Befundes ist zur Zeit unklar, da bisher für DHAD, wie bei anderen Anthracyclinen auch, ein Angriffspunkt an den Mikrotubuli nicht nachgewiesen wurde, so daß ein direkter Einfluß von DHAD auf die Filamentstruktur wenig wahrscheinlich ist. Weiterhin bleibt zu klären, ob die kleinen „Knoten" aus Tubulin selber oder aus sogenannten „microtubule associated proteins" bestehen. Kandidaten dafür sind Calmodulin [43], Clathrin und die sogenannten P1 und P2 Proteine [29]. Eine weitere Erklärung wurde von Schiff und Horwitz [43] vorgeschlagen, die derartige mikrotubuläre Veränderungen als einen Schutz gegen Depolimerisation interpretierten und dieses mit der Chemoresistenzentwicklung in Verbindung brachten.

Zusammenfassend kann folgende Arbeitshypothese zur Entwicklung einer DHAD-induzierten Resistenz aufgestellt werden: Wenn ein Zytostatikum auf die Membran einer resistenten Tumorzelle trifft, so wird die Substanz von bestimmten Bindungsproteinen gebunden. Nach der Bindung wird der mit Zytostatika beladene Rezeptor (sog. Drug-Receptor-Complex) an bestimmten Punkten der Zellmembran konzentriert, um dann in vesikuläre Strukturen verpackt zu werden. Die Verdichtung von Drug-Receptor-Complexen ist als grundlegender Mechanismus der für viele Substanzen nachgewiesenen Rezeptor-vermittelten Endozytose bekannt [12, 37]. Die Vesikel fusionieren möglicherweise mit Lysosomen, um die gebundene toxische Substanz abbauen zu können. Dieser Schritt bedarf allerdings noch der Klärung. Die gebildeten Vesikel werden nun nicht wie bei der Endozytose internalisiert, sondern beschleunigt mittels Exozytose freigesetzt und von der Zelle abgestoßen. Dies erklärt die vorwiegend an der Oberfläche gelegenen mit DHAD gefüllten Vesikel, die in der Zelle selber nur ganz vereinzelt gefunden wurden. Auf diese Weise ist die Zelle in der Lage, Gifte zu kompartimentieren und von ihren labilen Strukturen (z. B. Zellkern, Zellorganellen etc.) fernzuhalten.

Ob der beschriebene Mechanismus generelle Bedeutung hat, muß durch weitere Untersuchungen geklärt werden. Hinweise dafür sind folgende:

1. Häufig kann man in Zellen eine Resistenz für mehrere biochemisch und funktionell nicht miteinander verwandte Zytostatika finden. Diese sogenannte *Multidrug-Resistance* ist ein häufig beobachteter Vorgang, der möglicherweise durch einen generell wirksamen Abwehrmechanismus bewirkt wird.

2. Mehrere Autoren beschrieben gleichermaßen die Bedeutung der Vesikelformation, der Zytostatikabindung und des Membranaustausches in unterschiedlichen Zellinien mit chemoresistenten Zellpopulationen [9, 10, 11, 38, 45, 46]. Auch dieses unterstützt die Hypothese, daß die vesikuläre Bindung, Abschnürung und Ausschleusung ein genereller Mechanismus von Tumorzellen bei der Entwicklung einer Chemoresistenz darstellt.

Literatur

[1] Anderson, R. E., J. C. Standefer, G. M. Truop: Partial characterization of a mitomycin-C resistant T cell. J. Leukocyte Biol. **41** (1987) 44–39.

[2] Arps, H., U. Bals, D. Gerding et al.: In vitro test for chemosensitivity using freshly explanted tumor cells. Int. J. Immunotherapy **3** (1987) 229–235.

[3] Batist, G., A. Tulpule, B. K. Sinha et al.: Overexpression of a novel anionic glutathione transferase in multidrug-resistant human breast cancer cells. J Biol. Chem. **261** (1986) 15544–15549.

[4] Beck, W. T.: Vinca alkaloid-resistant phenotype in cultured human leukemic lymphoblasts. Cancer Treatment Rep. **67** (1983) 875.

[5] Beck, W. T., T. J. Mueller, L. R. Tanzer: Altered surface membrane glycoproteins in vinca alkaloid-resistant human leukemic lymphoblasts. Cancer Res. **39** (1979) 2070–2076.

[6] Bliek van der, A. M., T. van der Velde-Koerts, V. Ling: Overexpression and amplification of five genes in a multidrug-resistant Chinese hamster ovary cell line. Molec. Cell Biol. **6** (1986) 1671–1678.

[7] Borst, P.: DNA amplification, multidrug resistance and cancer chemotherapy. Nature (London) **309** (1984) 580.

[8] Carlsen, S. A., J. E. Till, V. Ling: Modulation of membrane drug permeability in Chinese hamster ovary cells. Biochim. Biophys. Acta **455** (1986) 900–912.

[9] Cornwell, M. M., M. M. Gottesman, I. H. Pastan: Increased vinblastine binding to membrane vesicles from multidrug-resistant KB cells. J. Biol. Chem. **261** (1986) 7921–7928.

[10] Cornwell, M. M., I. H. Pastan, M. M. Gottesman: Certain calcium channel blockers bind specifically to multidrug-resistant human KB carcinoma membrane vesicles and inhibit drug binding to P-glycoprotein. J. Biol. Chem. **262** (1987) 2166–2170.

[11] Cornwell, M. M., A. R. Safa, R. L. Felsted: Membrane vesicles from multidrug-resistant human cancer cells contain a specific 150- to 170-kDa protein detected by photoaffinity labeling. Proc. Natl. Acad. Sci. USA **83** (1986) 3847–3850.

[12] Courtoy, P. J., J. Quintart, J. N. Limet et al.: Polymeric IGA and galactose-specific pathways in rat hepatocytes: evidence for intracellular ligand sorting. In: J. Pastan, M. Willingham (eds.): Endocytosis, pp. 163–194. Plenum Publishing Corporation, 1985.

[13] Dean, S. W., N. W. Gibson, K. D. Tew: Selection of nitrogen mustard resistance in a rat tumor cell line results in loss of guanine-06-alkyltransferase activity. Molec. Pharmacol. **30** (1986) 77–80.

[14] Dietel, M., H. Arps, D. Gerding et al.: Establishment of primary cell cultures: experiences with 155 cell strains. Klin. Wochenschr. **65** (1987) 507–512.

[15] Dietel, M., H. Arps, M. Albrecht et al.: Prädiktive Bestimmung der Zytostatikasensitivität von gastrointestinalen Karzinomen mit dem Monolayer-Proliferations-Assay in der Zellkultur. In: R. Klapdor, H. Greten (Hrsg.): Klinische Relevanz neuer monoklonaler Antikörper, S. 536. Thieme Verlag, Stuttgart–New York 1986.

[16] Dietel, M., H. Arps, R. Klapdor et al.: Antigen detection by the monoclonal antibodies CA 19-9 and CA 125 in normal and tumor tissue and patients' sera. Cancer Res. Clin. Oncol. **111** (1986) 257.

[17] Dietel, M., H. Arps, A. Niendorf et al.: Effectiveness of ifosfamide on human tumor cells in culture using a monolayer proliferation assay. Contr. Oncol. **26** (1987) 60–68.

[18] Dietel, M., H. Arps, D. Gerding et al.: Effectiveness of mitoxantrone on the proliferation of cell cultures derived from malignant mesenchymal tumors of human origin. J. Cancer Res. Clin. Oncol. **114** (1988) 197–203.

[19] Dietel, M., H. Arps, A. Rohlff et al.: Nuclear DNA content of borderline tumors of the ovary: correlation with histology and significance for prognosis. Virchows Arch. (Pathol Anat) **409** (1986) 829–836.

[20] Dietel, M., F. Hölzel: Influence on parathyroid hormones storage in normal and adenomatous parathyroid tissue by stimulation and inhibition in vitro. J. Histochem. Cytochem. **31** (1983) 253–262.

[21] Ferro-Luzzi Aames, G. The basis of multidrug resistance in mammalian cells: homology with bacterial transport. Cell **47** (1986) 323–324.

[22] Fojo, A., S. I. Akiyama, M. M. Gottesman et al.: Reduced drug accumulation in multiply drug-resistant human KB carcinoma cell lines. Cancer Res. **45** (1985) 3002–3007.

[23] Fojo, A. T., K. Ueda, D. J. Slamon et al.: Expression of a multidrug-resistance gene in human tumors and tissues. Proc. Natl. Acad. Sci. USA **84** (1987) 265–269.

[24] Glisson, B., R. Gupta, P. Hodges et al.: Cross-resistance to intercalating agents in an epipodophyllotoxin-resistant Chinese hamster ovary cell line: evidence for a common intracellular target. Cancer Res. **46** (1986) 1939–1942.

[25] Goldenberg, G. J., H. Wang, G. W. Blair: Resistance to adriamycin: relationship of cytotoxicity to drug uptake and DNA single- and double-strand breakage in cloned cell lines of adriamycin-sensitive and -resistant P388 Leukemia. Cancer Res. **46** (1986) 2978–2983.

[26] Goldie, J. H., A. J. Coldman: The genetic origin of drug resistance in neoplasms: implications for systemic therapy. Cancer Res. **44** (1984) 3643–3653.

[27] Gros, P., J. Croop, I. Roninson et al.: Isolation and characterization of DNA sequences amplified in multidrug-resistant hamster cells. Proc. Natl. Acad. Sci. USA **83** (1986) 337–341.

[28] Gros, P., Y. B. Neriah, L. M. Croop et al.: Isolation and expression of a complementary DNA that confers multidrug resistance. Nature **323** (1986) 728–731.

[29] Gupta, R. S., R. Gupta: Mutants of Chinese hamster ovary cells affected in two different microtubule-associated proteins. J. Biol. Chem. **259** (1984) 1882–1890.

[30] Hamada, H., T. Tsuruo: Functional role for the 170– to 180 kDa glycoprotein specific to drug-resistant tumor cells as revealed by monoclonal antibodies. Proc. Natl. Acad. Sci. USA **83** (1986) 7785–7789.

[31] Inaba, M., R. Fujikura, Y. Sakurai: Active efflux common to vincristine and daunorubicin in vincristine-resistant P388 leukemia. Biochem. Pharmacol. **30** (1981) 1863–1865.

[32] Kartner, N., D. Evernden-Porelle, G. Bradley et al.: Detection of P-glycoprotein in multidrug-resistant cell lines by monoclonal antibodies. Nature **316** (1985) 820.

[33] Kleinberger, T., S. Etkin, S. Lavi: Carcinogen-mediated methotrexate resistance and dihydrofolate reductase amplification in Chinese hamster cells. Molec. Cell Biol. **6** (1986) 1958–1964.

[34] Kodate, C., A. Fukushi, T. Narita et al.: Human placental form of glutathione-S-transferase (GST) as a new immunohistochemical marker for human colonic carcinoma. Jpn J. Cancer Res. **77** (1986) 226–229.

[35] Ling, V.: Genetic basis of drug resistance in mammalian cells. In N. Bruchovsky and J. H. Goldie (eds): Drug and hormone resistance in neoplasia, vol. 1, CRC Press Inc., Boca Raton, Fla, 1982.

[36] Meyers, M. B., B. A. Spengler, T. D. Chang: Gene amplification-associated cytogenetic aberrations and protein changes in vincristine-resistant Chinese hamster, mouse, and human cells. J. Cell. Biol. **100** (1985) 588–596.

[37] Pastan, I., M. C. Willingham: Journey to the center of the cell: role of the receptorsome. Science **214**: (1981) 504–509.

[38] Pincus, R., I. D. Goldman: Decreased tight binding of mitoxantrone in P388 leukemia cells with multiple drug resistance. Proc. of AACR 29: **298** (1988) 1185 (Abstr.).

[39] Pommier, Y., D. Kerrigan, R. E. Schwartz et al.: Altered DNA topoisomerase II activity in Chinese hamster cells resistant to topoisomerase II inhibitors. Cancer Res. **46** (1986) 3075–3081.

[40] Riehm, H., J. L. Biedler: Cellular resistance to daunomycin in Chinese hamster cells in vitro. Cancer Res. **31** (1971) 409–412.

[41] Riordan, J. R., V. Ling: Purification of P-Glycoprotein from plasma membrane vesicles of Chinese hamster ovary cell mutants with reduced colchicine permeability. J. Biol. Chem. **254** (1979) 12701–12705.

[42] Roninson, I. B., J. E. Chin, K. Choi et al.: Isolation of human mdr DNA sequences amplified in multidrug-resistant KB carcinoma cells. Proc. Natl. Acad. Sci. USA **83** (1986) 4538–4542.

[43] Schiff, P. B., S. B. Horwitz: Taxol stabilizes microtubules in mouse fibroblast cells. Proc. Natl. Acad. Sci. **77** (1980) 1561–1565.

[44] Seeber, S., R. Osieka, C. G. Schmidt: In vivo resistance towards anthracyclines, etoposide and cis-diamminedichloroplatinum (II). Cancer Res. **42** (1982) 4719–4725.

[45] Sehested, M., T. Skovsgaard, B. van Deurs: Increase in nonspecific adsorptive endocytosis in anthracycline- and vinca alkaloid-resistant Ehrlich ascites tumor cell lines. JNCI **78** (1987) 171–179.

[46] Sehested, M., T. Skovsgaard, B. van Deurs et al.: Increased plasma membrane traffic in daunorubicin resistant P388 leukaemic cells. Effect of daunorubicin and verapamil. Br. J. Cancer **56** (1987) 747–751.

[47] Shen, D. W., A. Fojo, I. B. Roninson et al.: Multidrug resistance of DNA-mediated transformants is linked to transfer of the human mdr1 gene. Molec. Cell. Biol. **6** (1986) 4039–4044.

[48] Shen, D. W., C. Cardarelli, J. Hwang et al.: Multiple drug-resistant human KB carcinoma cells independently selected for high-level resistance to colchicine. Adriamycin, or vinblastine show changes in expression of specific proteins. J. Biol. Chem. **261** (1986) 7762–7770.

[49] Skovsgaard, T.: Mechanisms of cross-resistance between vincristine and daunorubicin in Ehrlich ascites tumor cells. Cancer Res. **38** (1978) 4722–4727.

[50] Teeter, L. D., J. A. Sanford, S. Sen et al.: Multidrug-resistant phenotype cosegregates with an amplified gene in somatic hybrids of drug-resistant Chinese hamster ovary cells and drug-sensitive murine cells. Molec. Cell. Biol. **6** (1986) 4268–4273.

[51] Teicher, B. A., S. A. Holden, M. A. Kelley et al.: Characterization of a human squamous carcinoma cell line resistant to cis-diamminedichloroplatinum (II) 1. Cancer Res. **47** (1987) 388–393.

[52] Willingham, M. C., M. M. Cornwell, C. O. Cardarelli et al.: Single cell analysis of daunomycin uptake and efflux in multidrug-resistant and -sensitive KB cells: effects of verapamil and other drugs. Cancer Res. **46** (1986) 5941–5946.

Chemotherapie-Resistenz: Überwindung durch Dosiseskalation? – Hochdosiertes versus mittelhochdosiertes Cytosin Arabinosid bei refraktärer akuter myeloischer Leukämie

W. Hiddemann

Allgemeine Mechanismen der Chemotherapie-Resistenz

Obwohl es heutzutage bei ca. 50–70% aller Erwachsenen mit akuter myeloischer Leukämie (AML) gelingt, eine Vollremission zu erreichen, kommt es bei der Mehrzahl aller Patienten trotz fortgesetzter myelosuppressiver Therapie innerhalb der ersten 2–3 Jahre zu einem Rezidiv der Erkrankung und einem letztlich letalen Verlauf aufgrund einer zunehmenden Resistenz der Leukämiezellen gegenüber den zur Verfügung stehenden zytostatischen Substanzen. Als Grundlage für die Entwicklung des Rezidivs wird im allgemeinen die Existenz primär therapierefraktärer Subpopulationen angenommen, während eine Chemotherapie-induzierte sekundäre Refraktärität wahrscheinlich von untergeordneter Bedeutung ist [1–5].

Die Ursachen für eine Resistenz gegenüber spezifischen Zytostatika können zum einen substanzbezogen sein und auf zellkinetischen oder pharmakokinetischen Mechanismen beruhen. Zum anderen kann jedoch auch ein hohes proliferatives Potential der Leukämiezellen mit der Fähigkeit zur raschen Repopulation, trotz effektiver antileukämischer Wirksamkeit der eingesetzten Medikamente, das klinische Bild der Therapieresistenz entstehen lassen. Darüber hinaus ist die unzureichende Penetration von Zytostatika, z. B. in das

Tabelle 1 Ursachen der Chemotherapie-Resistenz

Substanzbezogene Resistenz-Mechanismen
– zellkinetische Resistenz
– pharmakokinetische Resistenz
Biologisch, klinische Resistenz-Mechanismen
– proliferatives Potential
– „sanctuaries“

Tabelle 2 Pharmakologische Mechanismen der Therapieresistenz (nach 7)

Allgemeiner Mechanismus	Zytostatikum	Spezifische Änderung
Transport-defekt	Methotrexat	*carrier*-vermittelte intrazelluläre Aufnahme
	Melphalan	
	Mustargen	
	Cytosin-Arabinosid	Membranbindungsstellen ↓
Gestörte Aktivierung	Cytosin-Arabinosid	Deoxycytidinkinase ↓
	5-Azacytidin	Uridin-Cytidinkinase ↓
	5-Fluorouracil	Uridinkinase ↓ Orotsäurephosphoribosyltransferase ↓ Uridinphosphorylase ↓
	6-Mercaptopurin	HGPRT ↓
	6-Thioguanin	HGPRT ↓
	Methotrexat	Polyglutamatbildung ↓
Gesteigerte Inaktivierung	6-Mercaptopurin	Membrangebundene alkalische Phosphatase ↑
	Cytosin-Arabinosid	Cytidindeaminase ↑
	Alkylantien	Intrazelluläres Glutathion oder Metballothionin ↑
	Cisplatin	
	Adriamycin	
	Bleomycin	Bleomycin-Hydrolase ↑
DNS-Reparatur	Alkylantien	Exzisionsenzyme ↑ 0-6-Alkyltransferase ↑
Veränderte Affinität von Zielmolekülen	Methotrexat	Dihydrofolatreduktase
	5-Fluorouracil	Thymidilatsynthetase
	Hydroxyharnstoff	Ribonucleotid-Reduktase
	Vincristin	Verändertes Tubulin

zentrale Nervensystem oder die Testes, Ursache für eine Persistenz von Leukämiezellen (Tab. 1).

Neben den zell- und proliferationskinetischen Aspekten für die Therapieresistenz spielen pharmakologische Mechanismen eine wesentliche Rolle. Diese können bestehen in:

- einer gestörten Aufnahme in die Zelle
- einer verminderten Affinität zu Zielmolekülen
- einer herabgesetzten intrazellulären Aktivierung
- einer gesteigerten intrazellulären Inaktivierung
- gesteigerten intrazellulären Reparationsmechanismen
- einer beschleunigten Elimination aus der Zelle.

Dabei können mehrere dieser Mechanismen gleichzeitig vorliegen und eine klinisch manifeste Resistenz gegenüber einem spezifischen Zytostatikum hervorrufen (Tab. 2) [6, 7].

Resistenz gegenüber Cytosin Arabinosid (Ara-C)

Für Cytosin Arabinosid wurden sowohl ein verminderter transmembranöser Transport als auch eine herabgesetzte intrazelluläre Aktivierung und eine gesteigerte Inaktivierung als Ursache einer Therapieresistenz nachgewiesen. Darüber hinaus sind ein beschleunigter Abbau von aktiviertem Ara-C (Ara-CTP), ein reduzierter Einbau von Ara-CTP in die DNS und gesteigerte DNS-Reparationsvorgänge potentielle Resistenzmechanismen [8–15].

Mehrere dieser Faktoren scheinen durch Dosissteigerung überwindbar. Entsprechende klinische Studien wurden erstmals von Rudnick und Mitarbeitern durchgeführt [16], die bei Patienten mit Refraktärität gegenüber konventionell dosiertem Ara-C Dosiseskalationen bis zu 7,5 g/m^2 Ara-C vornahmen. Systematische Untersuchungen von Herzig et al. zur Effektivität und Toxizität unterschiedlicher Dosen von Ara-C führten zur Etablierung eines 6tägigen Protokolls, in dem Ara-C in einer Dosis von 3,0 g/m^2 alle 12 Stunden, d. h. in insgesamt 12 Einzeldosen appliziert wurde [17].

Neuere pharmakokinetische Untersuchungen legen jedoch nahe, daß es bereits bei Einzeldosen von 0,5 g/m^2 bzw. 1,0 g/m^2 Ara-C zu einer maximalen Sättigung des Enzyms Deoxycytidin Kinase kommt, das die Umwandlung von Ara-C in seine aktive Form Ara-CTP reguliert [18–21]. Eine weitere Dosiserhöhung wäre demnach nicht mit einer gesteigerten antileukämischen Wirksamkeit, sondern nur mit stärker ausgeprägten Nebenwirkungen verbunden. Dem steht jedoch entgegen, daß andere Mechanismen die Resistenz gegenüber Ara-C erhöhen können und möglicherweise Dosen von mehr als 1,0 g/m^2 Ara-C erforderlich machen. So ist die Aufnahme von Ara-C in die Zelle von einem membranständigen Transportsystem abhängig [22–24]. Bei verringerter Kapazität dieses Systems müssen höhere Plasmaspiegel von Ara-C erreicht werden, um durch passive Diffusion Ara-C in die Zelle einzubringen. Relativ wenig untersucht sind darüber hinaus die Faktoren, die den Einbau von Ara-C in die DNS regulieren und mögliche Unterschiede in der Effizienz von DNS-Reparationsvorgängen, die ebenfalls zu Differenzen in der Ara-C Resistenz bzw. Sensitivität von Leukämiezellen führen können [14, 15].

Dosiseskalation von Cytosin Arabinosid in klinischen Studien – 1,0 g/m^2 versus 3,0 g/m^2

Aufgrund der komplexen Faktoren, die die Resistenz bzw. Sensitivität von Leukämiezellen gegenüber Ara-C beeinflussen, muß die Frage bislang als unbeantwortet gelten, in welcher Dosierung Ara-C in der Behandlung der AML eingesetzt werden sollte, um eine Resistenz gegenüber konventionellen Dosen zu überwinden. Trotz einer Vielzahl experimenteller Resultate und klinischer Daten wurden bislang keine Studien durchgeführt, in denen unterschiedliche Dosen von Ara-C randomisiert verglichen wurden. In zwei konsekutiven Therapieprotokollen, in denen 3,0 g/m^2 bzw. 1,0 g/m^2 Ara-C über jeweils 6 Tage zum Einsatz kamen, fanden Willemze et al. eine deutlich höhere Remissionsrate bei der mit 3,0 g/m^2 Ara-C behandelten Patientengruppe [25]. Demgegenüber konnten Herzig und Mitarbeiter bei einem entsprechenden Vergleich von 2,0 g/m^2 mit 3,0 g/m^2 Ara-C keinen Unterschied im Therapieerfolg feststellen [26].

Die klinische Anwendung von Ara-C im Rahmen der Behandlung refraktärer und rezidivierter akuter Leukämien und zunehmend auch im Rahmen der Induktions- und Konsolidierungsbehandlung machen eine Analyse der Resistenzmechanismen gegenüber Ara-C auf der Grundlage einer kontrollierten klinischen Studie dringend erforderlich.

Auf der Grundlage einer standardisierten Primärbehandlung und definierter Kriterien der klinischen Therapierefraktärität wurde daher im Rahmen der deutschen kooperativen AML-Studiengruppe eine prospektive, randomisierte Studie initiiert, in der bei Patienten mit rezidivierter oder refraktärer AML unterschiedliche Dosen von Ara-C verglichen werden. Unter Anwendung der sequentiell applizierten Kombination von Ara-C und Mitoxantron (S-HAM) wird bei Patienten unter 60 Jahren zwischen Ara-C Dosen von 3,0 g/m^2 und

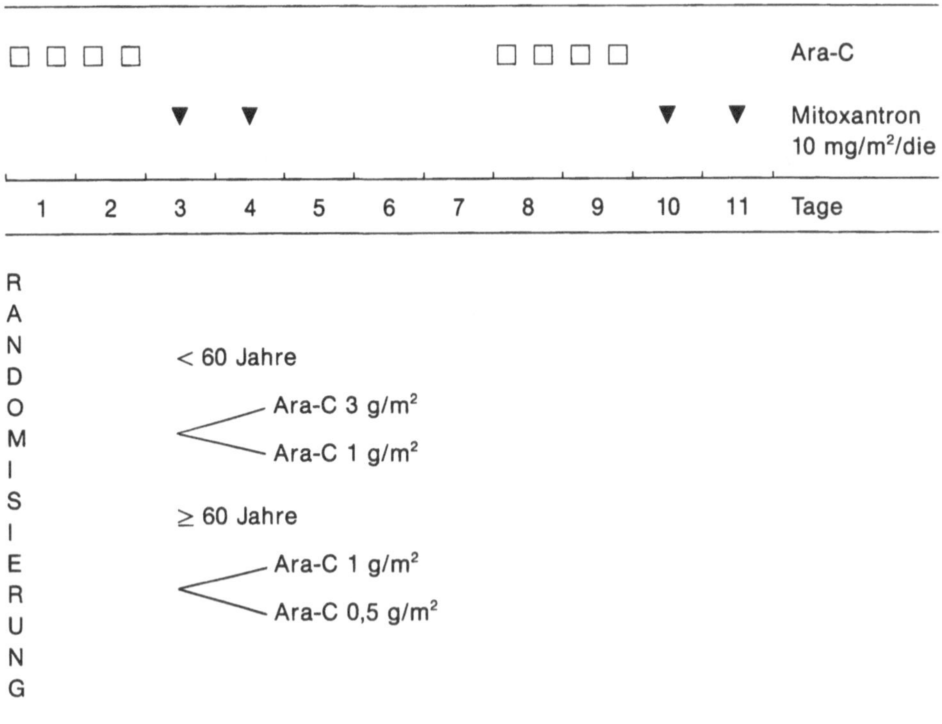

Abb. 1 Sequentiell applizierte Kombination von Ara-C und Mitoxantron (S-HAM)

1,0 g/m^2 verglichen, während bei älteren Patienten zwischen 1,0 g/m^2 und 0,5 g/m^2 Ara-C randomisiert wird (Abb. 1).

43 Patienten sind gegenwärtig in die Studie aufgenommen und 36 auswertbar in Bezug auf antileukämische Wirksamkeit und Toxizität. Von 28 Patienten im Alter unter 60 Jahren erreichten 6 von 13 (47%) eine komplette Remission nach Therapie mit 3,0 g/m^2 Ara-C im Vergleich zu 8 von 15 Fällen (53%), die die niedrigere Dosis von 1,0 g/m^2 erhalten hatten (Tab. 3). Bei der Analyse des Therapieversagens zeichnete sich jedoch eine Tendenz zu einer höheren Rate von persistierenden AML nach 1,0 g/m^2 gegenüber 3,0 g/m^2 ab. Allerdings erlaubt die kleine Zahl auswertbarer Patienten keine sicheren Schlußfolgerungen und daher müssen die vorliegenden präliminären Daten mit Zurückhaltung interpretiert werden. Dies gilt insbesondere auch für die Ergebnisse bei älteren Patienten (Tab. 4). Unbestritten ist jedoch, daß die Steigerung der Ara-C Dosis von konventionellen Dosen in den Bereich von 8 – 12 × 1,0 oder 3,0 g/m^2 zu einer Überwindung von Resistenzmechanismen führt, die Refraktärität gegenüber niedrigeren Dosen bewirkt. Bis zu welcher endgültigen Dosis diese Es-

Tabelle 3 Therapieergebnisse (Patienten unter 60 Jahren)

Ara-C Dosis	CR	ED	NR	n
3,0 g	6 (47%)	5 (38%)	2 (15%)	13
1,0 g	8 (53%)	3 (20%)	4 (27%)	15
	14 (50%)	8 (29%)	6 (21%)	28

Tabelle 4 Therapieergebnisse (Patienten über 60 Jahre)

Ara-C Dosis	CR	ED	NR	n
1,0 g	1	1	2	4
0,5 g	2		2	4
	3	1	4	8

kalation erforderlich ist, um bei tolerabler Toxizität eine möglichst hohe antileukämische Wirksamkeit zu erreichen, muß sich im weiteren Verlauf der begonnenen Studie ergeben.

Literatur

[1] Frei, E., S. E. Sallan: Acute lymphoblastic leukemia: Treatment. Cancer **42** (1978) 828.

[2] Gale, R. P.: Advances in the treatment of acute myelogenous leukemia. New Engl. J. Med. **300** (1979) 1189.

[3] Skipper, H. E., S. Perry: Kinetics of normal and leukemic leukocyte populations and relevance to chemotherapy. Cancer Res. **30** (1970) 1883.

[4] Goldie, J. H., A. J. Coldman: Genetic instability in the development of drug resistance. Sem. Oncol. **12** (1985) 222.

[5] Seshadri, R., D. R. Turner: Is maintenance therapy necessary for acute lymphoblastic leukaemia? Lancet **I** (1986) 452.

[6] Chabner, B. A.: The oncologic end game. J. Clin. Oncol. **4** (1986) 625.

[7] Osieka, R.: Das Resistenzproblem in der medizinischen Onkologie. Behring Mitteilg. **27** (1987) 123.

[8] Chu, M. Y., G. A. Fischer: Comparative studies of leukemic cells sensitive and resistant to cytosine arabinoside. Biochem. Pharmacol. **14** (1965) 333.

[9] Kessel, D., T. C. Hall, I. Wodinsky: Transport and phosphorylation as factors in the antitumor action of cytosine arabinoside. Science **156** (1967) 1240.

[10] Momparler, R. L., M. Y. Chu, G. A. Fischer: Studies on a new mechanism of resistance of L 5178 Y murine leukemia cells to cytosine arabinoside. Biochem. Biophys. Acta **161** (1968) 481.

[11] Stewart, C. D., P. J. Burke: Cytidine deaminase and development of resistance to arabinosyl cytosine. Nature **223** (1971) 109.

[12] Wiley, J. S., S. P. Jones, W. H. Sawyer et al.: Cytosine arabinoside influx and nucleoside transport sites in acute leukemia. J. Clin. Invest. **69** (1982) 479.

[13] Abe, I., S. Sato, K. Hori et al.: Role of dephosphorylation in accumulation of 1-beta-D-arabinofuranosylcytosine 5-triphosphate in human lymphoblastic cell lines with reference to their drug sensitivity. Cancer Res. **42** (1982) 2846.

[14] Leclerc, J. M., Y. C. Cheng: Purification and characterization of human myeloblast DNA exonuclease activity which could remove 1-beta-D-arabinofuranosylcytosine (ARA-C) from DNA with ARA-C at 3'terminal. Proc. Amer. Assoc. Cancer Res. **26** (1985) 13.

[15] Lynch, W. E., J. Short, I. Lieberman: The 7.1 S nuclear DNA polymerase and DNA-replication in intact liver. Cancer Res. **36** (1976) 901.

[16] Rudnick, S. A., E. C. Cadman, R. L. Capizzi et al.: High-dose cytosine arabinoside (HDARAC) in refractory acute leukemia. Cancer **44** (1979) 1189.

[17] Herzig, R. H., S. N. Wolff, H. M. Lazarus et al.: High-dose cytosine arabinoside therapy for refractory leukemia. Blood **62** (1983) 361.

[18] Rustum, Y. M., H. K. Slocum, G. Wang et al.: Relationship between plasma Ara-C and intracellular ARA-CTP pools under conditions of continuous infusion and high-dose ARA-C treatment. Med. Pediatr. Oncol. **1** (1982) 33.

[19] Van Prooijen, H. C., A. W. Dekker, K. Punt: The use of intermediate dose cytosine arabinoside (ID ARA-C) in the treatment of acute non-lymphocytic leukaemia in relapse. Br. J. Haemat. **57** (1984) 291.

[20] Riva, C. M., Y. M. Rustum, H. D. Preisler: Pharmacokinetics and cellular determinants of response to 1-beta-arabinofuranosylcytosine (ARA-C). Semin. Oncol. **12**, Suppl. 3 (1985) 1.

[21] Plunkett, W., J. O. Liliemark, T. M. Adams et al.: Saturation of 1-beta-arabinofuranosylcytosine 5'-triphosphate accumulation in leukemia cells during high-dose 1-beta-D-arabinofuranosylcytosine therapy. Cancer Res. **47** (1987) 3005.

[22] Wiley, J. S., S. P. Jones, W. H. Sawyer: Cytosine arabinoside transport in human leukaemic cells. Eur. J. Cancer Clin. Oncol. **19** (1983) 1067.

[23] Rathmell, J., J. White, R. L. Capizzi: Nucleoside transport (NT) as a determinant of cellular uptake of ara-C. Proc. Amer. Assoc. Cancer Res. **25** (1984) 231.

[24] White, J. C., J. P. Rathmell, R. L. Capizzi: Membrane transport influences the rate of accumulation of cytosine arabinoside in human leukemia cells. J. Clin. Invest. **79** (1987) 380.

[25] Willemze, R., W. E. Fibbe, F. E. Zwaan: Experience with intermediate and high-dose cytosine arabinoside in refractory acute leukemia. Onkologie **6** (1983) 200.

[26] Herzig, R. H., J. D. Hines, G. P. Herzig et al.: Cerebellar toxicity with high-dose cytosine arabinoside. J. Clin. Oncol. **5** (1987) 927.

Verbesserung der konventionellen Chemotherapie durch biochemische Modulation am Beispiel des 5-Fluorouracils

A. D. Schalhorn

Zusammenfassung

Verschiedene Mechanismen ermöglichen die Modulation der Wirkung von Antimetaboliten. In der Behandlung fortgeschrittener kolorektaler Karzinome haben zwei Ansätze von theoretischer und klinischer Seite besondere Bedeutung erlangt: die sequentielle Methotrexat/5-Fluorouracil-(MTX/5-FU) sowie die Folinsäure/5-FU-Therapie. Trotz einer synergistischen Wirkung nach sequentieller Gabe von MTX und 5-FU in Zellkulturen ist die klinische Effektivität dieses Therapieansatzes bei kolorektalen Karzinomen bisher nicht ausreichend belegt.

In zahlreichen Zellkultur-Systemen konnte durch Folinsäure eine Verstärkung der 5-FU-Wirkung nachgewiesen werden. Unter Folinsäure kommt es zu einer Steigerung der zellulären Konzentration an Methylen-Tetrahydrofolsäure (Methylen-THF). Hohe Methylen-THF-Konzentrationen fördern und festigen den Komplex aus dem 5-FU-Anaboliten FdUMP, Methylen-THF und dem Zielenzym Thymidylatsynthase. Die daraus resultierende verstärkte Hemmung der De-novo-Synthese von Thymidinmonophosphat führt zu einer gestörten DNS-Synthese und unter Umständen zum Untergang der betroffenen Zelle. In verschiedenen randomisierten Studien wurden bei fortgeschrittenen kolorektalen Karzinomen unter Folinsäure/5-FU höhere Remissionsraten als unter einer 5-FU-Monotherapie erzielt. Der Einfluß der Kombinationstherapie auf die Überlebenszeit ist jedoch noch nicht abschließend beurteilbar. Da viele Fragen zur Biochemie der behandelten Tumoren, zur Dosis und Art der Folinsäure/5-FU-Therapie und zur klinischen Pharmakokinetik noch offen sind, müssen weitere Studien durchgeführt werden, die die verschiedenen Teilaspekte dieser neuen Therapieform berücksichtigen.

Einleitung

Antimetabolite sind unverändert von großer Bedeutung in der Behandlung maligner Neoplasien. Relativ oft liegt bei den Tumoren eine primäre oder sekundäre Resistenz gegen die verwandten Zytostatika vor. Neben Entwicklung neuer Zytostatika und anderer Therapieansätze versucht man vermehrt, durch Modulation die Effektivität z. B. der Antimetabolite zu steigern. Wegen der engen Verknüpfung des Pyrimidin-, Purin- und Nukleosid- sowie Nukleotid-Stoffwechsels kommt es bereits physiologischerweise zu gegenseitigen Beeinflussungen der einzelnen Stoffwechselreaktionen. Für zahlreiche Antimetaboliten sind Mechanismen bekannt, die zu einer Verstärkung oder Abschwächung der Toxizität führen. In Tabelle 1 sind beispielhaft für die Zytostatika Cytosin-Arabinosid (Ara-C), 5-Fluorouracil (5-FU), 6-Mercaptopurin (6-MP) und Methotrexat (MTX) Substanzen angegeben, die die Wirkung dieser Antimetabolite modulieren, d. h. positiv oder negativ beeinflussen.

Klinische Bedeutung hat bisher die Modulation der MTX und/oder der 5-FU-Wirkung erlangt. Im Rahmen der hochdosierten Methotrexat-Therapie ist die Aufhebung der MTX-Wirkungen auf die normalen Wechselgewebe durch die Gabe von Folinsäure (Leucovorin-Rescue) fest etabliert und zur Vermeidung sonst schwerster Nebenwirkungen unerläßlich [26].

Die Chemotherapie fortgeschrittener kolorektaler Karzinome ist bisher unbefriedigend. Die immer noch effektivste Einzelsubstanz 5-Fluorouracil (5-FU) führt in bestenfalls 15–20% zu einer Remission. Daher versucht man, durch

Tabelle 1 Modulation der Antimetaboliten-Wirkung

Antimetabolite: Modulation der Wirkung		
	Abschwächung	**Verstärkung**
Ara-C		Tetrahydrouridin Ara-U HU (Hydroxyurea)
5-FU	Allopurinol Thymidin Uracil/Uridin Desoxyuridin	Folinsäure Methyl-THF Desoxyinosin MTX (vor 5-FU)
6-MP		Allopurinol
MTX	Folinsäure Methyl-THF Thymidin	5-FU sequentiell

Modulation die 5-FU-Wirkung und besonders seine klinische Effektivität zu steigern. Im folgenden wird zunächst der Wirkmechanismus des 5-FU kurz zusammengefaßt, da nur so der Ansatz der sequentiellen MTX/5-Fluorouracil-Therapie und der Folinsäure/5-FU-Kombination verstanden werden kann.

Prinzip der 5-Fluorouracil-Wirkung

Das fluorierte Pyrimidin 5-Fluorouracil (5-FU) selber ist nicht zytostatisch effektiv. Als „Prodrug" erlangt 5-FU, das bereits 1957 durch Heidelberger und Mitarbeiter synthetisiert wurde [9], seine Wirksamkeit erst nach Aufbau zu den Nukleotiden FUTP und FdUMP. Der 5-FU-Anabolismus, der in Abbildung 1 schematisch dargestellt ist, kann also in zwei Richtungen erfolgen [8]: Bildung von FUMP entweder direkt über eine PRPP-Transferase-Reaktion (5-FU + PRPP → FUMP + PPi) oder über die Uridinphosphorylase (5-FU → FUR) und die Uridinkinase (FUR → FUMP) und anschließend durch weitere Kinasereaktionen Umwandlung von FUMP in FUDP und FUTP [6, 8]. FdUMP wird über die Thymidinphosphorylase (5-FU → FUdR) und die Thymidinki-

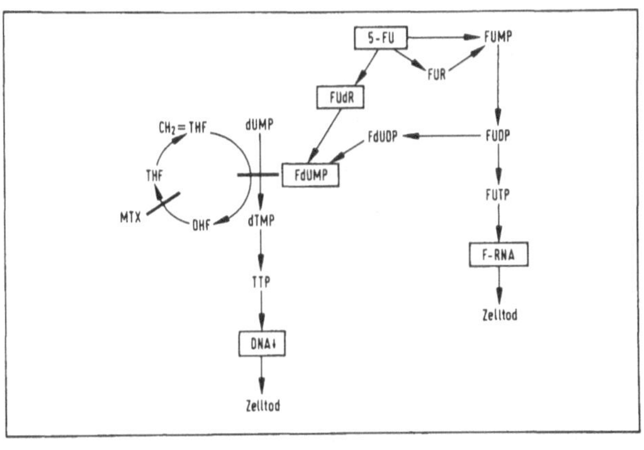

Abb. 1 Anabolismus von 5-Fluorouracil und Fluordesoxyuridin (FUDR). Abkürzungen: DHF, THF = Dihydro- bzw. Tetrahydrofolsäure; CH_2 = THF = Methylentetrahydrofolsäure; MTX = Methotrexat; 5-FU = 5-Fluorouracil; FUMP = Fluoruridinmonophosphat; FUR = Fluoruridin; FUDP, FUTP Fluoruridindi- bzw. -triphosphat; FUdR = Fluordesoxyuridin; FdUMP = Fluordesoxyuridinmonophosphat; FdUDP = Fluordesoxyuridindiphosphat; dUMP = Desoxyuridinmonophosphat; dTMP = (Desoxy)-Thymidinmonophosphat, TTP = Thymidintriphosphat

nase (FUdR → FdUMP) oder über Reduktion und Abspaltung einer Phosphatgruppe aus FUDP gebildet [6, 8, 9].

FUTP wird in die RNS eingebaut und führt über eine Schädigung der Eiweißsynthese zum Zelluntergang. FdUMP ist ein starker kompetitiver Hemmer der Thymidylatsynthase (TS), welche die De-novo-Synthese von dTMP aus dUMP und Methylen-Tetrahydrofolsäure katalysiert. Kann der durch die Thymidylatsynthase-Hemmung bedingte Mangel an dTMP nicht durch eine vermehrte Phosphorylierung von Thymidin ausgeglichen werden, kommt es über einen dTTP-Mangel zu einer Hemmung der DNS-Synthese und zum Zelluntergang. Welcher der beiden möglichen Mechanismen der 5-FU-Wirkung (FUTP oder FdUMP) jeweils für die Effektivität (und Toxizität) entscheidend ist, kann klinisch nicht erfaßt werden. Bei menschlichen Tumoren scheint häufig der Effekt auf die DNS-Synthese im Vordergrund zu stehen.

Sequentielle Methotrexat/5-Fluorouracil-Therapie

Besonders durch Bertino et al. sowie Fernandes et al. wurde an Zellkulturen ein Synergismus der Antimetaboliten-Wirkung nachgewiesen, wenn 5-FU nach Methotrexat gegeben wurde [1, 7]. In Abbildung 2 ist der Folatstoffwechsel und seine Beeinflussung durch MTX vereinfacht dargestellt: MTX hemmt die Reduktion von Dihydrofolsäure (DHF) zu Tetrahydrofolsäure (THF). THF wird durch Aufnahme von Einkohlenstoff-Einheiten (Details siehe weiter unten; Abb. 3) unter anderem in Methylen-, Methenyl- und N10-Formyl-Tetrahydrofolsäure umgewandelt. Diese reduzierten Folate sind als C1-Donatoren wichtiger Bestandteil des Pyrimidin- und Purinstoffwechsels: MTX führt über eine verminderte Bereitstellung von Methylen-THF zu einer Hemmung der De-novo-Synthese von Thymidinmonophosphat (dTMP) und damit zu einer Schädigung der DNS-Synthese. Da N-10-Formyl- und Methenyl-THF die C-Atome 2 und 8 für die Purinsynthese bereitstellen, führt der Mangel an diesen reduzierten Folaten über eine verminderte Synthese von Inosinmonophosphat (IMP) zur Toxizität.

Unabhängig von dieser direkten Antifolatwirkung verstärkt MTX die Wirkung einer nachfolgenden 5-FU-Gabe auf zwei Wegen:

1. Bedingt durch die verminderte Purinsynthese kommt es zu einem Anstieg von Phosphoribosylpyrophosphat (PRPP). Im Rahmen der PRPP-Transferase-Reaktion kann die 5-FU-Wirkung über eine vermehrte Bildung von FUMP gesteigert werden.

2. Im Rahmen der MTX-Gabe kommt es aufgrund der Hemmung der Dihydrofolatreduktase zu einem Anstieg von Dihydrofolsäure (DHF) und DHF-

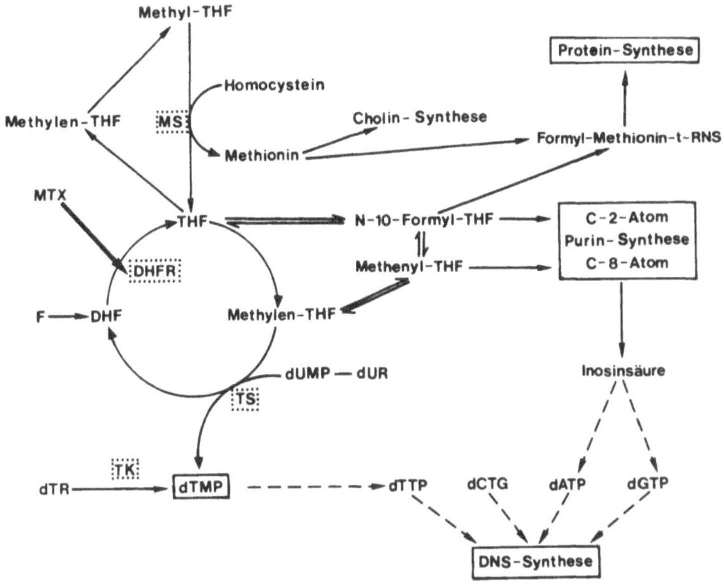

Abb. 2 Schematische Darstellung des Folat-Stoffwechsels. Wichtige beteiligte Enzyme sind mit Punkten umrandet. Durch Hemmung der Dihydrofolatreduktase (DHFR) durch Methotrexat (MTX) kommt es besonders zur Störung der De-novo-Synthese von Purinen und dTMP. Wichtige Abkürzungen: DHFR = Dihydrofolatreduktase; TS = Thymidylatsynthase; DHF, THF = Dihydro- bzw. Tetrahydrofolsäure; Formyl-, Methenyl-, Methyl-, Methylen-THF = Formyl, Methenyl-, Methyl-, Methylen-Tetrahydrofolsäure

Polyglutamaten. Besonders die DHF-Polyglutamate und MTX sowie MTX-Polyglutamate [30] fördern die Bindung von FdUMP an die Thymidylatsynthase (TS), verstärken damit die kompetitive Hemmung der TS und verursachen eine besonders ausgeprägte Hemmung der De-novo-Synthese von Thymidinmonophosphat. In Zellkulturen konnten Bertino et al. die synergistische Wirkung der sequentiellen MTX/5-FU-Gabe eindeutig belegen [1, 7].

Klinische Anwendung der sequentiellen MTX/5-FU-Therapie

Trotz der positiven Ergebnisse an Zellkulturen sind die klinischen Ergebnisse der sequentiellen mittelhoch-dosierten MTX/5-FU-Therapie (mit Leucovorin-Rescue) bei Patienten mit fortgeschrittenen kolorektalen Karzinomen insgesamt bisher nicht überzeugend. Herrmann et al. erzielten 1984 in einer Phase-II-

Studie über 38% Remissionen und in 40% einen Krankheitsstillstand („no change", NC) mit einer medianen Überlebenszeit von 12,5 Monaten [13]. Mit ähnlichen Therapieprotokollen gaben Heim et al. sowie Leone et al. Remissionsraten von 27% bzw. 46% an; die mediane Überlebenszeit betrug bei Heim allerdings auch nur 10.3 Monate [11, 17]. In den beiden ersten Studien [11, 13] fiel eine Diskrepanz zwischen in die Studie aufgenommenen und ausgewerteten Patienten auf, während in der Studie von Leone et al. bei kleiner Fallzahl (N = 24) zudem die Remissionen nicht exakt erfaßt wurden [17]. Wir selber konnten die günstigen Remissionsraten mit einer sequentiellen mittelhochdosierten MTX/5-FU-Therapie mit niedrigem Leucovorin-Rescue nicht bestätigen [22, 31]. Die Remissionsraten lagen bei nicht-vorbehandelten und vorbehandelten Patienten unter oder bei 10% [22, 31]. Auffallend hoch war allerdings der Prozentsatz eines „no change" von 80% (nicht-vorbehandelte) und 55% (vorbehandelte Patienten). Unter Berücksichtigung der Kontraindikationen gegenüber MTX (gestörte Nierenfunktion; „third space") und unter einem dem Verlauf der MTX-Serumspiegel angepaßten Leucovorin-Rescue war die Therapie gut verträglich.

In einer großen randomisierten Studie mit 172 Patienten wurde die oben erwähnte MTX/5-FU-Therapie von Herrmann mit einer 5-FU-Monotherapie verglichen [12]. Die jetzt vorliegenden Ergebnisse sind leider enttäuschend: Die Remissionsraten unter der Kombination und unter der 5-FU-Monotherapie unterscheiden sich mit Werten von 25% und 17% nicht voneinander (p = 0,26). Die Überlebenszeiten, auf die es ja letztlich bei jeder (Chemo)-Therapie ankommt, unterschieden sich mit 12,8 und 14,5 Monaten ebenfalls nicht. Nach 2 Jahren überlebten in jeder der beiden Theapiegruppen noch 21% der Patienten.

Damit bringt die sequentielle mittelhoch-dosierte MTX/5-FU-Therapie bisher leider keinen Fortschritt in der Behandlung fortgeschrittener kolorektaler Karzinome. Bedenkt man zudem den wegen der hohen MTX-Dosen notwendigen Leucovorin-Rescue und die obligatorischen Bestimmungen der MTX-Serumspiegel, so ist diese im Vergleich zur 5-FU-Monotherapie sehr aufwendige Kombination heute im allgemeinen nicht indiziert.

Wirkprinzip der Folinsäure/5-FU-Therapie

Metabolismus von Folinsäure

Folinsäure, (N5-Formyltetrahydrofolsäure, Formyl-THF, Citrovorum-Faktor, Leucovorin) bedarf intrazellulär eines Metabolismus, ehe sie als Antidot die MTX-Wirkung aufheben oder als Modulator die 5-FU-Wirkung verstärken

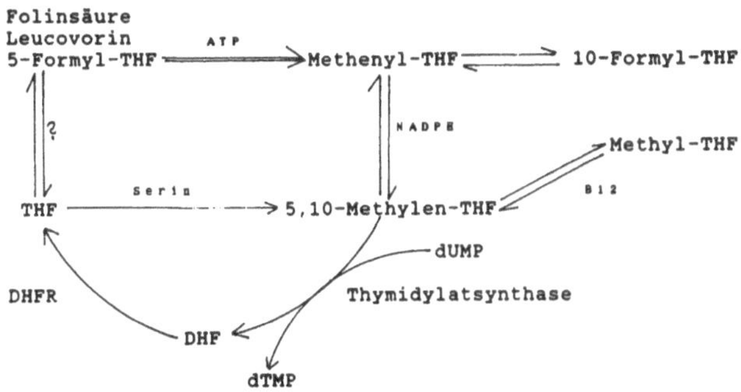

Abb. 3 Umwandlungsreaktionen reduzierter Folate und Thymidylatsynthase-Reaktion. Wichtige Abkürzungen: DHF, THF = Dihydro- bzw. Tetrahydrofolsäure; DHFR = Dihydrofolatreduktase; dUMP = Desoxyuridinmonophosphat; dTMP = (Desoxy)-Thymidinmonophosphat

kann [14]. Die wichtigsten Umwandlungen reduzierter Folate sind in Abbildung 3 schematisch dargestellt. Während endogen über die Dihydrofolatreduktase gebildete THF durch die Serinhydroxymethyltransferase in Methylen-THF umgewandelt wird, muß Folinsäure zunächst in einer ATP-abhängigen Reaktion in Methenyl-THF umgewandelt werden. Methenyl-THF, die im Gleichgewicht mit N10-Formyl-THF steht, wird zu Methylen-THF und weiter zu Methyl-THF reduziert [14]. Reduzierte Folate sind im Serum überwiegend als Methyl-THF nachweisbar [27, 28]. Methylen-THF ist Kofaktor für die Thymidylatsynthase (TS), die die De-novo-Synthese von Thymidinmonophosphat (dTMP) aus dUMP katalysiert (Abb. 3). Im Rahmen dieser Reaktion wird die Methylen-Gruppe unter gleichzeitiger Reduktion zur Methylgruppe auf dUMP übertragen, und die THF wird zu Dihydrofolsäure oxydiert.

Verstärkung des FdUMP-Hemmeffekts durch Folinsäure

Wie bereits oben ausgeführt, hemmt FdUMP kompetitiv die Thymidylatsynthase (TS). Im Rahmen dieser Hemmung bilden FdUMP und Methylen-THF einen Komplex mit TS. Bei physiologischerweise vorkommenden niedrigen Methylen-THF-Konzentrationen ist dieser Komplex wenig stabil, so daß das physiologische Substrat dUMP nicht vollständig verdrängt wird und die Enzymhemmung gering ist. Durch Gabe hoher Folinsäure-Dosen, die zu ca. 1000fach höheren Folatkonzentrationen führen, wird der ternäre Komplex aus FdUMP, Methylen-THF und TS (Abb. 4) so stabilisiert, daß die TS-Hemmung erheblich gesteigert wird [3, 6, 20, 24, 25]. In Versuchen von Danenberg et al.

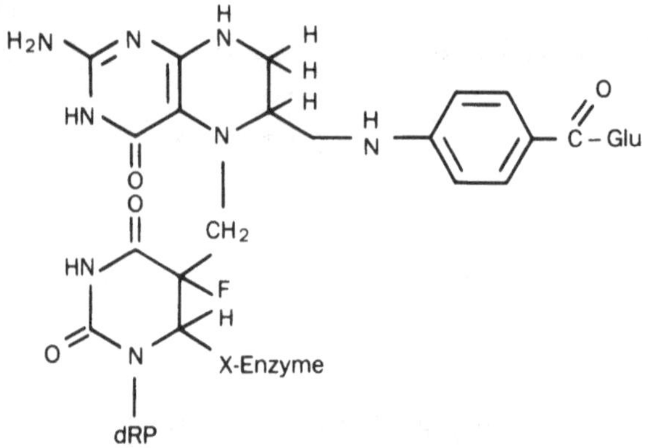

Abb. 4 Komplex aus FdUMP, Methylen-Tetrahydrofolsäure und Thymidylatsynthase als Wirkprinzip der gesteigerten Thymidylatsynthase-Hemmung durch hohe Folinsäure-Dosen

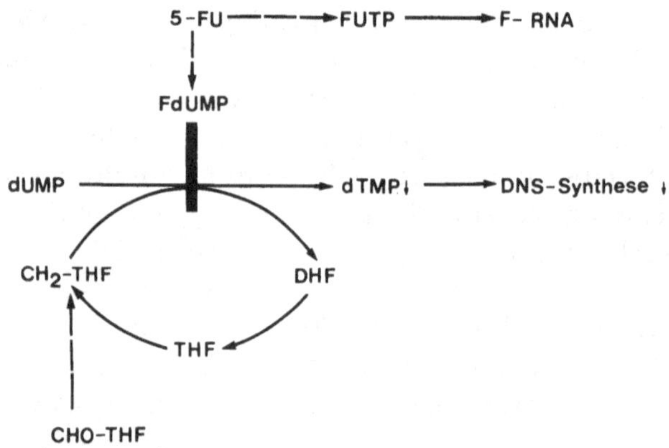

Abb. 5 Vereinfachte Darstellung der synergistischen Wirkung von Folinsäure und 5-Fluorouracil. Die Hemmung der Thymidylatsynthase-Reaktion, also der De-novo-Synthese von Thymidinmonophosphat, wird durch Methylen-THF und den 5-FU-Anaboliten FdUMP vermittelt

konnte gezeigt werden, daß die Dissoziation des Enzym-Inhibitorkomplexes mit zunehmenden Konzentrationen reduzierter Folate und damit steigenden Methylen-THF-Konzentrationen geringer wird [3]. Es kommt damit zur ausgeprägten Hemmung der TS und über die daraus resultierende Hemmung der De-novo-Synthese von dTMP zur Schädigung der DNS-Synthese und unter Umständen zum Zelluntergang. Die synergistische Wirkung des 5-FU und der

Tabelle 2 Verstärkung der 5-FU-Wirkung durch steigende Dosen Folinsäure [15]

Bestimmung der L1210 Plating-Effektivität

5-FU (μM)	Folinat (μM)	Überleben (%)*
0	0	100 +/− 4,1
0,32	0	101 +/− 4,9
0,32	0,01	96 +/− 5,8
0,32	0,032	63 +/− 4,8
0,32	0,052	6,8 +/− 0,5
0,32	0,1	2,0 +/− 0,2
0,32	1,0	0,5 +/− 0,1
0,32	10,0	0,5 +/− 0,1

* Inkubation der L1210-Zellen für 72 h, dann Plating in Soft-Agar & Angabe der Kolonien in % der Kontrolle

Folinsäure bzw. des FdUMP und der Methylen-THF sind in Abbildung 5 noch einmal stark vereinfacht dargestellt.

In zahlreichen Zellkultur-Systemen, speziell an L1210-, Sarkom-180- und Hep-Zellinien, konnte gezeigt werden, daß die Zugabe von Folinsäure die Toxizität von 5-FU tatsächlich um den Faktor 2−3 verstärkt [3, 6, 9, 15, 23, 25]. Die notwendigen Dosen schwanken, liegen aber meist in einem Bereich von 10 μM; vereinzelt wird auch bereits bei 1 μM ein ausreichender Effekt erreicht [15]. Ein typisches Beispiel der Folinsäure-bedingten Steigerung der 5-FU-Toxizität ist in Tabelle 2 aufgeführt [15]. Bei einer 5-FU-Konzentration von 0,32 μM werden die L1210-Zellen durch Zugabe von 1 μM Folinsäure weitgehend abgetötet [15]. Da Methyl-THF ebenso wie Folinsäure leicht in den entscheidenden Reaktionspartner Methylen-THF umgewandelt werden kann, sind beide reduzierten Folate in den Zellkulturen zur Wirkungsverstärkung von FdUMP effektiv [6]. Dieses erscheint deswegen von Bedeutung, weil Folinsäure in vivo so rasch in Methyl-THF umgewandelt wird, daß nach eigenen Ergebnissen die Methyl-THF-Konzentrationen bereits nach ca. 90 min über denen der steil abfallenden Folinsäure liegen.

Klinische Ergebnisse der Folinsäure/5-FU-Therapie

Im Gegensatz zur sequentiellen MTX/5-FU-Therapie sind die bisher vorliegenden Ergebnisse zur klinischen Anwendung von Folinsäure/5-FU positiv zu bewerten. Als erste berichteten Machover et al. bereits 1982 über günstige

Ergebnisse mit der Folinsäure/5-FU-Therapie [19]. An einer kleinen Fallzahl nicht vorbehandelter Patienten erzielten sie Remissionsraten von 56% [19]. Wie bei den meisten Therapiestudien sinken die Remissionsraten, wenn mit zunehmender Studiendauer und Aufnahme weiterer Patienten ein weniger selektioniertes Patientengut vorliegt. Bei nun insgesamt 88 Patienten lag 1986 die Remissionsrate bei nicht-vorbehandelten Patienten bei 39% und bei vorbehandelten immer noch bei 22% [18]. Die mediane Überlebenszeit aller Patienten lag bei ca. 12 Monaten, die der mit einer Remission reagierenden Patienten bei 19,5 Monaten [18].

Die im Vergleich zu einer 5-FU-Monotherapie deutlich höheren Remissionsraten unter den verschiedenen Folinsäure/5-FU-Kombinationen scheinen sich in zahlreichen neueren Therapiestudien zu bestätigen. In einer Übersicht und Vorstellung der eigenen Therapie-Ergebnisse geben Laufman et al. [16] bei Patienten ohne vorherige Chemotherapie in 14 verschiedenen Studien Remis-

Tabelle 3a Randomisierte Studien zum Vergleich von 5-Fluorouracil versus Folinsäure/5-FU: Remissionsraten

		N	CR	PR	Remissionen
Doroshow 1987	FA 500 mg/m^2/24 h × 6 FU 370 mg/m^2 i. v. × 5**	29	1	12	13/29 = 45%
	FU 370 mg/m^2 i. v. × 5**	34	0	5	5/34 = 15%
Erlichman 1988	FA 200 mg/m^2 i. v. × 5 FU 370 mg/m^2 i. v. × 5**	64			33%*
	FU 370 mg/m^2 i. v. × 5** 5-FU dose adjustment	61			7%*
Canobbia 1987	FA 500 mg/m^2/2 h FU 600 mg/m^2 i. v./Wo	29??	1	5	21%
	FU 600 mg/m^2 i. v./Wo	25??	0	1	4%
Petrelli 1977	FA 500 mg/m^2/2 hr FU 600 mg/m^2 i. v.***	25	1	11	12/25 = 48%*
	FU 600 mg/m^2 i. v.***	19	0	2	2/19 = 11%*

* p kleiner 0,05
** Therapie alle 4 Wochen
*** Therapie 6 × wöchentlich, dann alle 2 Wochen

sionsraten von 12 bis 50% an [16]. Faßt man die allerdings stark schwankenden Ergebnisse dieser Studien zusammen, erscheinen Remissionsraten um 30% realistisch. Diese liegen damit ca. doppelt so hoch wie unter verschiedenen 5-FU-Monotherapie-Protokollen. Nach vorheriger Chemotherapie sind die Ergebnisse naturgemäß schlechter und vor allem noch uneinheitlicher; die Remissionsraten liegen in der Mehrzahl der Fälle zwischen 0 und 25% [16]. Wir selber behandelten 16 vorbehandelte Patienten mit dem Folinsäure/5-FU-Protokoll nach Scholnik bzw. Laufman et al. [16]. Eine Teilremission erzielten wir zwar nur bei 2 von 16 Patienten, in 56% konnte jedoch ein Krankheitsstillstand (NC) erzielt werden [29]. Bedenkt man, daß alle Patienten zuvor unter einer Chemotherapie progredient waren und es sich in der Mehrzahl der Fälle bereits um die dritte oder vierte Chemotherapie handelte, müssen zusammen 68% für PR plus NC positiv gesehen werden [29]. Bei sehr guter Verträglichkeit betrug die mediane Überlebenszeit aller Studien-Patienten noch einmal 8.3 Monate.

Randomisierte Studien

Eine bessere Effektivität eines neuen Therapieansatzes in Bezug auf Ansprechen und Überleben kann nur durch randomisierte Studien gesichert werden. In den Tabellen 3a und 3b sind die Ergebnisse randomisierter Studien von Doroshow et al., Erlichman et al., Canobbio et al. sowie Petrelli et al. zusammengefaßt

Tabelle 3b Randomisierte Studien zum Vergleich von 5-Fluorouracil versus Folinsäure/5-FU: Response-Dauer, Zeit bis zum Progress und mediane Überlebenszeit

		Erfolg der Therapien		
		Resp.-Dauer	Zeit b. Progr.	Überlebenszeit
Doroshow	FA/FU		8 Mo	14,6 Mo
	FU		3,9 Mo	13,2 Mo
Erlichman	FA/FU	4.5 Mo		12,6 Mo*
	FU	2.7 Mo		9,6 Mo*
Canobbio	FA/FU	7 Mo	5 Mo	8 Mo
	FU	9 Mo	7 Mo	11 Mo
Petrelli	FA/FU	10 Mo		12 Mo
	FU			11 Mo

Jeweils Angabe der Medianwerte
* $p < 0,05$

[2, 4, 5, 21]. Bei sehr unterschiedlichen Therapieprotokollen lagen die Remissionsraten unter Folinsäure/5-FU um 17% bis 37% über denen der 5-FU-Monotherapie; die Unterschiede waren in den Studien von Erlichman et al. sowie Petrelli et al. signifikant [5, 21]. Ziel einer jeden Chemotherapie ist die Überlebensverlängerung. Trotz der günstigen Remissionsraten sind die Langzeiterfolge auch dieser Therapie immer noch nicht befriedigend. In den verschiedenen Studienarmen liegen die medianen Überlebenszeiten nur zwischen 8 und 14,6 Monaten (Tab. 3b). Allein in der Studie von Erlichman et al. ist ein signifikanter, allerdings zahlenmäßig geringer Überlebensvorteil von 3 Monaten für die Folinsäure/5-FU-Kombination nachgewiesen [5].

Offene Fragen und zukünftige Forschungs-Aspekte der Folinsäure/5-FU-Therapie

Trotz dieser ermutigenden Ergebnisse sind zahlreiche Fragen nach der „optimalen" Folinsäure/5-FU-Therapie noch offen. Die oben erwähnten Studien beinhalten verschiedenste Therapieformen sowohl in Bezug auf die Folinsäure wie auf 5-FU. Derzeit ist noch nicht abschließend geklärt, welche Folinsäure-Dosis (< 100 mg/m^2 oder > 100 mg/m^2) gewählt werden soll und ob diese als Bolusinjektion, Kurz- oder Dauer-Infusion über 24 Stunden gegeben werden soll. Auch die Frage einer etwaigen oralen Folinsäure-Gabe bedarf weiterer Untersuchungen. 5-FU wird in der Mehrzahl der Studien als Bolus injiziert [23], vereinzelt aber auch über längere Zeiträume infundiert.

Bei der bisher nur vereinzelt z. B. durch Erlichman nachgewiesenen geringen Überlebensverlängerung durch Folinsäure/5-FU [5], müssen sicher weitere randomisierte Studien durchgeführt werden. Wir beginnen jetzt mit einer randomisierten Studie, in der eine 5-FU-Monotherapie mit einer Folinsäure/5-FU-Kombination verglichen wird (Tab. 4). Folinsäure in einer Dosis von 170 mg/m^2 wird jeweils als Kurzinfusion gegeben, während 5-FU in Startdosen von 500 bzw. 600 mg/m^2 aus pharmakokinetischen Gesichtspunkten über 2 Stunden infundiert wird [27, 28]. Entscheidend ist, daß die 5-FU-Dosis während der Folgezyklen der jeweils im Intervall beobachteten Toxizität angepaßt wird. In der Mehrzahl der Fälle einer laufenden Pilot-Studie konnte die 5-FU-Dosis auf > 700 mg/m^2 gesteigert werden. Eine wichtige Frage dieser Studie ist insbesondere, ob die Therapie auch im ambulanten Bereich sicher und praktikabel durchgeführt werden kann.

Wegen der immer noch hohen Kosten der Folinsäure und der noch nicht sehr beeindruckenden Langzeitergebnisse entscheiden wir uns außerhalb von Studien individuell zu einer Folinsäure/5-FU-Kombination. Für Folinsäure/5-FU sprechen dann besonders ein jüngeres Lebensalter und/oder klinische Sym-

Tabelle 4 Münchener randomisierte Studie zum Vergleich einer 5-Fluorouracil-Monotherapie und einer Folinsäure/5-FU-Kombination

5-Fluorouracil-Monotherapie		
5-FU	600 mg/m^2 als 2-h-Infusion	Tag 1–5
Folinsäure/5-FU		
Folinsäure	170 mg/m^2 als Kurzinfusion	Tag 1–5
5-FU	500 mg/m^2 als 2-h-Infusion	Tag 1–5

Wiederholung alle 4 Wochen

5-FU-Dosisanpassung nach der im Intervall beobachteten Toxizität:

Toxizität nach WHO		
Grad 0	Steigerung der 5-FU-Tagesdosis	um 50 mg/m^2
Grad 1 & 2	5-FU Dosis unverändert	
Grad 3 & 4	Reduktion der 5-FU-Tagesdosis	um 50 mg/m^2

Tabelle 5 Mögliche Ursachen einer 5-FU-Resistenz in Anlehnung an M. T. Hakala [9]

Niedrige zelluläre Konzentration an
- PRPP-Transferase
- Pyrimidin-Nukleosid-Phosphorylase
- Folat-Polyglutamaten
- Thymidylatsynthase-Kofaktoren

Hohe zelluläre Konzentration an
- Thymidinkinase
- dUMP
- Thymidylatsynthase

Thymidylatsynthase mit geringer Affinität zu FdUMP

Gesteigerter Katabolismus von 5-FU

ptome (z. B. Schmerzen durch eine große Metastasenleber), die eine hohe Remissionsrate erforderlich machen, selbst wenn ein größerer Überlebensgewinn (noch) nicht gesichert wurde. Wir wählen dann, je nach den gegebenen Voraussetzungen, die Therapie nach Machover (5-Tages-Therapie alle 4 Wochen) oder die Folinsäure/5-FU-Kombination nach Laufman (3 Tage Therapie-Einleitung, dann einmal eine wöchentliche Therapie) [16, 18].

Zusätzlich zu den klinischen Untersuchungen müssen weitere biochemische Untersuchungen an Zellkulturen und Tumorgewebe sowie pharmakokinetische

Messungen unter verschiedenen Folinsäure/5-FU-Therapien durchgeführt werden. Dabei interessieren besonders die zahlreichen Ursachen einer möglichen 5-FU-Resistenz. Mögliche in der kolorektalen Tumorzelle gelegene Ursachen einer Resistenz gegen 5-FU (+/− Folinsäure) sind nach M. Hakala in Tabelle 5 zusammengestellt.

Von großer Bedeutung ist sicher auch die Pharmakokinetik von Folinsäure und 5-FU [27, 28]. Bisher ist die handelsübliche Folinsäure (Leucovorin) ein Razemat aus der biologisch aktiven linksdrehenden l-Form und der inaktiven d-Form. In vivo wird die l-Folinsäure rasch in Methyl-THF umgewandelt, so daß nach den verschiedenen Formen der Folinsäure-Applikation jeweils die Kinetik der l- und d-Folinsäure sowie der Methyl-THF erfaßt werden muß. In naher Zukunft wird die reine biologisch aktive l-Folinsäure zur Verfügung stehen. Eine Kombination aus pharmakokinetischen und klinischen Untersuchungen wird zeigen müssen, ob unter dieser reinen l-Folinsäure die Ergebnisse und die Verträglichkeit der Folinsäure/5-FU-Therapie weiter verbessert werden können.

Literatur

[1] Bertino, J. R., E. Mini, D. J. Fernandes: Sequential methotrexate and 5-fluorouracil: Mechanisms of synerrgy. Sem. Oncol. **10** (1983) 2–5.

[2] Canobbio, L., M. T. Nobile, E. Galligioni et al.: Randomized trial of 5-fluorouracil alone or combined with high-dose folinic acid in advanced colorectal cancer. ASCO Proc. **6** No. 381 (1987) 97.

[3] Danenberg, P. V.: The role of reduced folates in the enhanced binding of FdUMP to dTMP synthetase. In: H. W. Bruckner, Y. M. Rustum (eds.): Advances in cancer chemotherapy – The current status of 5-fluorouracil-leucovorin calcium combination, pp. 5–11. Park Row Publishers 1984.

[4] Doroshow, J. H., M. Bertrand, P. Multhauf et al.: Prospective randomized trial comparing 5-fluorouracil versus 5-fluorouracil and high-dose folinic acid for treatment of advanced colorectal cancer. ASCO Proc. **6**, No. 374 (1987) 96.

[5] Erlichman, C., S. Fine, A. Wong et al.: A randomized trial of fluorouracil and folinic acid in patients with metastastic colorectal carcinoma. J. Clin. Oncol. **6** (1988) 469–475.

[6] Evans, R. M., J. D. Laskin, M. T. Hakala: Effect of excess folates and deoxyinosine on the activity and site of action of 5-fluorouracil. Cancer Res. **41** (1981) 3288–3295.

[7] Fernandes, D. J., B. A. Moroson, J. R. Bertino: The role of methotrexate and dihydrofolate polyglutamates in the enhancement of 5-fluorouracil action by methotrexate. Cancer Treat. Rep. **65**, Suppl. 1 (1981) 29–35.

[8] Friedman, M. A., W. Sadée: The fluoropyrimidines: biochemical mechanisms and design of clinical trials. Cancer Chemother. Pharmacol. **1** (1978) 77–82.

[9] Hakala, M. T.: Basis for the effect of leucovorin on the activity and site of action of 5-fluorouracil in human cells. In: H. W. Bruckner, Y. M. Rustum (eds.): Advances in cancer chemotherapy – The current status of 5-fluorouracil-leucovorin calcium combination, pp. 33–39. Park Row Publishers 1984.

[10] Heidelberger, C., N. K. Chaudhuri, P. Danneberg et al.: Fluorinated pyrimidines, a new class of tumor-inhibitory compounds. Nature **179** (1957) 663–666.

[11] Heim, M. E., H. Flechtner, L. Edler et al.: Sequential high-dose methotrexate and 5-fluorouracil in the treatment of advanced colorectal cancer. Tumor Therapie & Diagnostik **7** (1986) 197–200.

[12] Herrmann, R., A. Knuth, U. Kleeberg et al.: Methotrexat/5-Fluorouracil (MTX/5-FU) sequentiell im Vergleich mit einer 5-Fluorouracil (5-FU)-Monotherapie beim metastasierten kolorektalen Karzinom. Endauswertung einer randomisierten Studie. Klin. Wochenschr. **66**, Suppl. XX (1988) 254.

[13] Herrmann, R., J. Spehn, J. H. Beyer et al.: Sequential methotrexate and 5-fluorouracil: improved response rate in metastatic colorectal cancer. J. Clin. Oncol. **2** (1984) 591–594.

[14] Huennekens, F. M., T. H. Duffy, K. S. Vitols: Folic acid metabolism and its disruption by pharmacologic agents. NCI Monogr. **5** (1987) 1–8.

[15] Keyomarsi, K., R. G. Moran: Folinic acid augmentation of the effects of fluoropyrimidines on murine and human leukemic cells. Cancer Res. **46** (1986) 5229–5235.

[16] Laufman, L. R., K. A. Krzeczowski, R. Roach et al.: Leucovorin plus 5-fluorouracil: An effective treatment for metastatic colon cancer. J. Clin. Oncol. **5** (1987) 1394–1400.

[17] Leone, B. A., A. Romero, M. G. Rabinovich et al.: Sequential treatment with methotrexate and 5-fluorouracil in the treatment of advanced colorectal carcinoma. J. Clin. Oncol. **4** (1986) 23–27.

[18] Machover, D., E. Goldschmidt, P. Chollet et al.: Treatment of advanced colorectal and gastric adenocarcinoma with 5-fluorouracil and high-dose folinic acid. J. Clin. Oncol. **4** (1986) 685–696.

[19] Machover, D., L. Schwarzenberg, E. Goldschmidt: Treatment of advanced colorectal and gastric adenocarcinoma with 5-fluorouracil combined with high-dose folinic acid: A pilot study. Cancer Treat. Rep. **66** (1982) 1803–1807.

[20] Moran, R. G., K. Keyomarsi: Biochemical rationale for the synergism of 5-fluorouracil and folinic acid. NCI Monogr. **5** (1987) 159–163.

[21] Petrelli, N., L. Herrera, Y. Rustum et al.: A prospective randomized trial of 5-fluorouracil versus 5-fluorouracil and high-dose leucovorin versus 5-fluorouracil and methotrexate in previously untreated patients with advanced colorectal carcinoma. J. Clin. Oncol. **5** (1987) 1559–1565.

[22] Possinger, K., A. Schalhorn, K. Zellmann et al.: Sequential methotrexate/5-fluorouracil therapy with low-dose leucovorin rescue of patients with pretreated colorectal tumors. In: H. O. Klein (ed.): Advances in the chemotherapy of gastrointestinal cancer, pp. 273–277. Perimed Verlag, Erlangen 1984.

[23] Rustum, Y. M., J. Campbell, F. Trave: Begründung der Kombination 5-Fluorouracil/Leucovorin. In: R. Hartenstein, Th. Löffler, H. M. Trampert (Hrsg.): 5-Fluorouracil/Leucovorin – Ein neues Behandlungsprinzip in der Onkologie? Beitr. Onkologie **40**, S. 7–19. Zuckschwerdt Verlag, München 1987.

[24] Rustum, Y. M., F. Trave, S. F. Zakrzewski et al.: Biochemical and pharmacologic basis for potentiation of 5-fluorouracil action by leucovorin. NCI Monogr. **5** (1987) 165–170.

[25] Santi, D. V.: A biochemical rationale for the use of 5-fluorouracil in combination with leucovorin. In: H. W. Bruckner, Y. M. Rustum (eds.): Advances in cancer chemotherapy – The current status of 5-fluorouracil-leucovorin calcium combination, pp. 1–4. Park Row Publishers 1984.

[26] Sauer, H., A. Schalhorn: Rationale Grundlagen und Praxis des Citrovorumfaktor (Leucovorin-) Schutzes nach hochdosierter Methotrexat-Therapie. Onkologie **3** (1980) 84–71.

[27] Schalhorn, A.: Clinical pharmacology of folinic acid and 5-fluorouracil. In: C. Erlichman (ed.): Pharmanual: A comprehensive guide to the increasing use of leucovorin in cancer chemotherapy. Pharma Libri Publ., Montreal (Im Druck).

[28] Schalhorn, A., M. Kühl: Pharmakokinetik von 5-Fluorouracil und Leucovorin. In: R. Hartenstein, Th. Löffler, H. M. Trampert (Hrsg.): 5-Fluorouracil/Leucovorin – Ein neues Behandlungsprinzip in der Onkologie? Beitr. Onkologie **40**, S. 20–38. Zuckschwerdt Verlag, München 1987.

[29] Schalhorn, A., J. Lerner, K. Possinger et al.: Folinic acid/5-fluorouracil in preatreated patients with far advanced colorectal carcinoma. J. Cancer Res. Clin. Oncol. **114**, Suppl. (1988) 25.

[30] Schalhorn, A., W. Wilmanns: Metabolismus von Methotrexat in vivo: Bedeutung für die Effektivität der Methotrexattherapie. ZAC **5** (1987) 163–172.

[31] Wilmanns, W., A. Schalhorn: Chemotherapie von Lebermetastasen kolorektaler Karzinome. 2. Mergentheimer Onkologisches Gespräch. Thieme Verlag, Stuttgart 1988.

The differential expression of resistance to etoposide, vincristine, Adriamycin and Novantrone in human tumour cell lines in vitro: "typical" and "atypical" multidrug resistance

R. D. H. Whelan, L. K. Hosking, S. A. Shellard, R. B. Lock, B. T. Hill

Zusammenfassung

Die in dem Beitrag vorgelegten Daten sind ein erster Hinweis, daß eine fraktionierte Vorbestrahlung die Aktivität des beim Auftreten der Therapieresistenz möglicherweise beteiligten Enzyms Topoisomerase II beeinflußt. Dieser Befund könnte klinisch bedeutsam sein, da er auf Interaktionen von Substanzen mit einer Bestrahlung schließen läßt. Kombinationen von Zytostatika, deren Effekte auf die Topoisomerase II zurückzuführen sind, werden nämlich in der Behandlung maligner Erkrankungen häufig in Kombination mit einer Bestrahlung eingesetzt.

Die Autoren kommen zu dem Schluß, daß

1. sich eine Resistenz in menschlichen Zellinien in vitro induzieren läßt, und zwar sowohl mit klinisch erreichbaren Substanzkonzentrationen, als auch mit fraktionierter Bestrahlung;
2. offensichtlich verschiedene Resistenzmechanismen wirksam sind oder vorherrschen und diese, wenigstens zum Teil, davon abhängen, wie die Resistenz „erzeugt" wurde:
   - die mittels Substanzen induzierte Resistenz zeigt den typischen MDR-Phänotyp
   - vorbestrahlte Zellen exprimieren einen atypischen MDR-Phänotyp.

Introduction

One of the major reasons why chemotherapy frequently fails to cure patients with malignant disease is because of the presence or emergence of drug resistant tumour cells. We have elected to analyse drug resistance using, as an *in vitro* model, a series of cell lines derived from a range of human 'solid' tumours [6]. We have therefore monitored the rate and extent of development of resistance to a number of clinically-useful antitumour drugs including vincristine, etoposide, Adriamycin and Novantrone and are currently investigating in detail some of the mechanisms involved. We have chosen to study drug resistance on a broad basis since drug combinations are so widely used in clinical practice. In addition, since clinical drug resistance is also encountered in patients previously treated with radiotherapy, we have examined the influence of *in vitro* exposure to fractionated X-irradiation on the patterns of drug responses expressed by these human tumour cells. In this way we hope to identify any critical drug-drug or drug-radiation interactions which may be exploited in the design of synergistic combinations and selection of optimal non-cross resistant drug combinations for effectively circumventing clinical drug resistance.

The question inevitably raised when selecting an *in vitro* model system for investigating this phenomenon of drug resistance is whether it reflects accurately the types of resistance encountered clinically. We suggest that any definitive answer concerning clinical relevance is highly dependent on the question or hypothesis being tested. To illustrate this point, in this presentation we will consider a number of questions relating to drug resistance, indicate how we have addressed them using human tumour cell lines *in vitro* and then discuss the answers and their potential clinical applicability.

Materials and methods

Human tumour cell lines – Full details for maintaining each individual human tumour cell line have been published in the following references: the ovarian cell lines, including line TR170 [12]; the SuSa testicular teratoma cell lines [13]; the MCF-7 cell lines [13]; and the HN-1 cell lines derived from a squamous cell carcinoma of the tongue [16].

Drug sensitivity testing – The soft agar clonogenic assay was used with the ovarian, HN-1 and SuSa cell lines [12, 13, 16], whereas the MCF-7 cells were cloned directly onto plastic [13].

Procedures used in identifying the drug resistance mechanisms – Drug uptake and efflux studies with the HN-1 cell lines were described in a recent publication [16]. Similar methodologies were adopted with the MCF-7 cell lines except that monolayer cultures were used. The method of Kartner et al. [15] was used for P-glycoprotein detection, glutathione S-transferase activities were assayed using the procedure of Habig and Jacoby [5], single strand breakage was quantititated by alkaline elution [16] and topoisomerase II activity, as judged by decantenation, was assayed according to the methodology described by Bakic et al. [1].

Results and discussion

Question 1: In clinical practice, drugs are generally administered on an intermittent schedule, every three to four weeks. Does drug resistance develop *in vitro* following intermittent pulsed drug exposures?

Drug concentrations were selected which, following a 24-hour exposure period, resulted in a one log cell kill (IC_{90} values) as judged by colony forming assay. These intermittent treatments were given to logarithmically-growing tumour cells weekly, for six courses, permitting the cells to return to their normal growth pattern between each course of drug administration. Under these circumstances resistance to Adriamycin developed readily in three human ovarian tumour cell lines tested [12]. Similarly, resistance developed to etoposide in a testicular teratoma cell line (SuSa) and to vincristine in the MCF-7 breast carcinoma cell line [13, 14]. These results are summarised in Table 1, where it is also recorded that under comparable conditions resistance to Novantrone was also established in the MCF-7 cells.

Examination of these data indicates that under these experimental conditions the levels of resistance expressed ranged from two to fourteen-fold, depending on the drug used for selection. These data therefore caused us next to consider this related question.

Question 2: Is resistance developed or expressed more readily to certain specific antitumour drugs than to others?

Whilst we have shown that Adriamycin resistance developed invariably in three human ovarian tumour cell lines when challenged with pulsed IC_{50} or IC_{90} drug concentrations, resistance to cisplatin occurred after similar exposures in only one of the lines when the highest cisplatin concentration (IC_{90}) was used [12]. Similarly we have shown [14], using the MCF-7 cell line, that whilst resistance was readily expressed to six 24-hour pulsed IC_{90} drug treatments *in vitro* to a range of drugs including vincristine, etoposide, Adriamycin and Novantrone (see Table 1 and Figure 1), this was not invariable with all drugs tested since after comparable exposures to cisplatin and to methotrexate drug responses were not modified. It should, however, be noted that the parental MCF-7 cells are inherently very resistant to methotrexate with 30% of the tumour cell population surviving a 24-hour exposure to a concentration as high as 100 μg per ml.

One implication of these observations, if confirmed in other tumours, is that optimal clinical usage of certain drugs may involve initial treatment with high dose intensity schedules for a short duration only, so as to exploit their maximal tumour cell killing potential before significant resistance is expressed.

It is noticeable (see Table 1 and Figure 1) that these sublines express only modest levels of resistance (i. e. 2 to 14-fold). However, we have elected to use these lines for further investigation since we consider that these are clinically relevant resistance levels.

Question 3: Do these drug-selected resistant tumour cells, exhibiting only modest orders of resistance, express the typical multidrug resistant phenotype?

When mammalian tumour cells, grown in tissue culture, are selected for resistance to a single naturally-occurring antitumour drug such as one of the Vinca alkaloids or anthracyclines, they often demonstrate cross resistance to other structurally and functionally unrelated drugs. Additional phenotypic characteristics of this multidrug resistance (MDR) include a net decrease in drug accumulation and overexpression of a plasma membrane glycoprotein of 170 – 180 kDa known as the P-glycoprotein, as described in recent reviews [3, 4].

Table 1 Expression of drug resistance following *in vitro* exposure of certain human tumour cell line to six 24-hour pulsed IC_{90} drug concentrations

Selecting Drug	Cell Line (Origin)	Order of Resistance*
Adriamycin	TR170 (Ovarian)	2.3-fold
	JA-1 (Ovarian)	2.2-fold
Etoposide	SuSa (Teratoma)	5.0-fold
Vincristine	MCF-7 (Breast)	13.7-fold
Novantrone	MCF-7 (Breast)	5.0-fold

* Order of resistance is defined as the ratio of the IC_{50} value of the parental and resistant sublines for each drug tested using colony-forming assays and 24-hour drug exposures.
Data derived from [8, 12, 13]

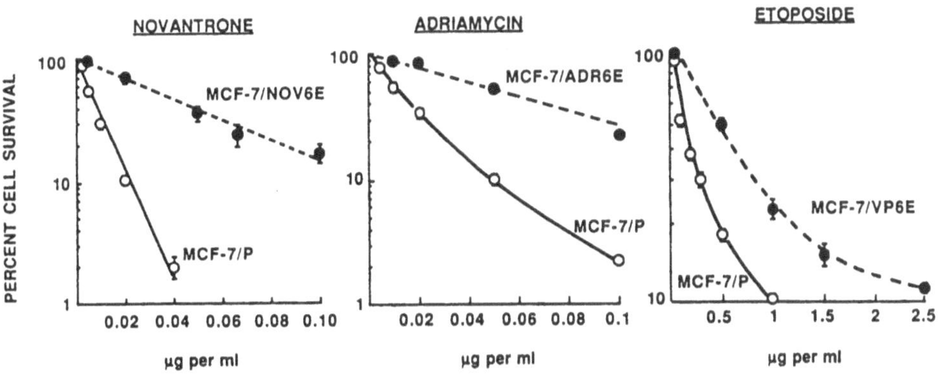

Fig. 1 Comparative dose-response curves, following 24-hour *in vitro* drug exposures, of logarithimically-growing MCF-7 parental (P) cells and drug-resistant subines (6E) derived by six intermittent 24-hour pulsed IC_{90} drug treatments *in vitro*. Survival was assessed by clonogenic assay. (Reproduced in part, in modified form, from [14])

We have therefore investigated whether these defined characteristics are expressed by our drug-selected resistant human tumour cell lines. In terms of patterns of cross resistance, both a vincristine-selected resistant MCF-7 subline (VCR6E) and an etoposide-selected resistant SuSa subline (VP10) proved resistant to the Vinca alkaloids, to etoposide and to Adriamycin [13]. These sublines have also recently been shown to express cross resistance to Novantrone [8]. However, in a range of other drug resistant human tumour cell lines expressing modest orders of resistance we have observed a certain lack of cross resistance between Adriamycin and Novantrone. For example: two Adriamycin-selected resistant sublines, one derived from the MCF-7 parental cell line (ADR6E) and the other from the TR170 ovarian tumour cell line (ADR1), were effectively killed by Novantrone, whilst a Novantrone resistant MCF-7 subline (NOV6E) proved susceptible to Adriamycin [8].

One of the clinical implications suggested by these findings therefore is that whilst pre-treatment with vincristine or etoposide might argue against the subsequent use of Novantrone, prior exposure to Adriamycin may not preclude the use of Novantrone as second line treatment and vice-versa [8].

Investigating the other MDR characteristics, we have shown that these vincristine-selected resistant MCF-7/VCR6E cells also have impaired (^{3}H)vincristine uptake and overexpress the P-glycoprotein, as judged by the technique of immunoblotting using the anti-P170 C219 monoclonal antibody, kindly provided by Dr. V. Ling [14]. We have therefore concluded that these drug-selected vincristine-resistant cells *do* express the typical MDR phenotype.

Recently it has been proposed that an elevation of glutathione levels and/or associated enzymes, including the presence of an anionic glutathione S-transferase, may also be characteristic of MDR cells. This observation was first described in an Adriamycin-resistant subline of the MCF-7 cells [2]. We now report significant elevations (7-fold) of glutathione S-transferase activity (GST) in our MCF-7/VCR6E cells [9]. Furthermore elevated GST activity was also characteristic of our etoposide-selected (VP6E) and our Novantrone-selected (NOV6E) MCF-7 resistant sublines, with 6- and 4-fold increases respectively over the GST activity of the parental cells. However, this property was not generally shared by all our drug-selected drug resistant sublines, since no significant modification was noted in either a vincristine-selected (VCR6E) or an etoposide-selected (VP10) SuSa subline or in the Adriamycin-selected TR170-ADR1 resistant subline. One possible explanation for these observations is that the basal GST activity in these parental MCF-7 cells was only approximately 15 units per mg protein, using the assay method of Habig and Jackoby [5] and 1-chloro-2, 4-dinitrobenzene as substrate, contrasting with the activities of the SuSa and TR170 parental cells which exceeded 150 units per mg protein. Therefore it seems that an increase in total GST activity is apparent in response to selection for drug resistance only in tumour cells with an inherently low basal GST activity. This is obviously an area requiring further investigation, but our preliminary data indicate that a number of human breast carcinoma cell lines appear to meet this criterion.

These data therefore appear to provide the first evidence of significant elevation of total GST activity in vincristine- and etoposide-selected resistant tumour cells, so extending the range of antitumour agents currently known, directly or indirectly, to modify the GSTs. Moscow and co-workers [17] have recently isolated the human anionic GST cDNA and have identified a relationship between its gene expression and the estrogen-receptor content in primary breast cancer. As a result of this work they have suggested that knowledge of the presence or absence of this detoxification enzyme in tumours, perhaps by screening, may lead to more rational chemotherapy.

If the possibility of screening for drug resistance becomes a reality it will be crucial that the precise resistance mechanisms operating or predominating in clinical tumours are clearly defined. The fact that patients with refractory disease have frequently been treated not only with chemotherapy but also with radiotherapy led us to our next question.

Question 4: Clinical drug resistance is also encountered in patients previously treated with radiotherapy. Are the drug responses of human tumour cells modified following *in vitro* exposure to fractionated X-irradiation?

We reported previously [7] that *in vitro* exposure of a human tumour cell line (HN-1) derived from a squamous cell carcinoma of the tongue to fractionated X-irradiation resulted in the expression of resistance to etoposide and to vincristine. Similar results have now been obtained after comparable experiments using either the MCF-7 or the SuSa cell lines [13]. This consistent expression of resistance to these two classes of antitumour drugs by radiation-pretreated sublines clearly indicates some modulation of tumour response at the cellular and molecular level. Therefore we have attempted to identify the mechanisms of resistance operating in this unique series of human tumour sublines.

Question 5: Do tumour cells expressing resistance to vincristine and to etoposide following *in vitro* exposure to fractionated X-irradiation express the typical multidrug resistant phenotype?

Our investigations using the radiation-pretreated sublines designated HN-1/DXR-11 and the MCF-7/DXR-10 showed that these cells also expressed cross resistant to actinomycin D [10] but *not* to the anthracyclines [10, 13]. Indeed the HN-1/DXR-11 cells showed some increased or collateral sensitivity to Novantrone [11]. Furthermore resistance to vincristine and etoposide in either of these radiation-pretreated sublines was not associated with any detectable alteration in drug accumulation or significant overexpression of P-glycoprotein [10, 14, 16]. We have therefore concluded that tumour cells which express resistance to the Vinca alkaloids and to the epipodophyllotoxins following *in vitro* exposure to X-irradiation do *not* exhibit the typical MDR phenotype. Furthermore, these data indicate that mechanisms other that altered drug uptake can confer multiple drug resistance and in certain situations these other mechanisms appear to predominate [14]. We have therefore put forward the hypothesis that different mechanisms of drug resistance may operate or predominate depending on the manner in which resistance is selected or induced. Our ongoing studies aim to test this hypothesis, since if proven this would have major implications not only for screening for drug resistant tumours, but also in terms of designing optimal treatment strategies.

Question 6: What are the mechanisms associated with etoposide resistance in human tumour sublines derived by *in vitro* exposure to fractionated X-irradiation?

Resistance to etoposide has frequently been associated with a reduction in drug-induced DNA damage. We have shown that the HN-1/DXR-11 cells sustained significantly less etoposide-induced DNA single-strand breakage than the parental (HN-1/P) cells, although their rates of break resealing were comparable [16]. These data would be consistent with reduced activity of topoisomerase II. In a recent collaborative study with Dr. L. Zwelling's group at the MD Anderson Cancer Center in Houston, Texas we have been able to demonstrate that the topoisomerase II activity of nuclear extracts from HN-1/DXR-11 cells was only one half that of extracts from HN-1/P cells [10]. Amounts of these extracts producing equivalent decantenation however were equally susceptible to etoposide-induced DNA-protein crosslink formation.

These data appear to provide the first evidence that prior exposure to fractionated X-irradiation may influence the activity of topoisomerase II. This observation may well have significant clinical implications in terms of drug-radiation interactions since combinations of antitumour drugs, with toxicities mediated by topoisomerase II, together with radiotherapy are widely used in the clinical management of malignant disease.

Overall summary

Our overall conclusions are as follows:

1. Drug resistance does 'develop' in human tumour cell lines following *in vitro* exposure to either clinically-achievable drug levels or to fractionated X-irradiation.
2. A number of different resistance mechanisms appear to operate or predominate and these depend, at least in part, on the way in which resistance was 'developed':
   - drug selected cells express the typical MDR phenotype,
   - X-ray-pretreated cells express an atypical MDR phenotype.

If confirmed, these findings have major implications, especially in terms of identifying and circumventing clinical drug resistance. It is, however, salutary to remember that the predominant mechanisms of drug resistance operating in clinical tumours, in general, remain to be established. Therefore, further laboratory investigations in this research area, using not only human tumour cell lines but also human tumour biopsy material directly, should be encouraged.

References

[1] Bakic, M., D. Chan, B. S. Andersson et al.: Effect of 1-β-D-arabinosylcytosine (ara-C) on nuclear topoisomerase II activity and on the DNA cleavage and cytotoxicity produced by 4′-(9-acridinylamino)-methanesulfon-m-anisidide (m-AMSA)-sensitive and -resistant human leukemia cells. Biochem. Pharmacol. **36** (1987) 4067–4077.

[2] Batist, G., A. Tulpule, B. K. Sinha et al.: Overexpression of a novel anionic glutathione transferase in multidrug-resistant human breast cancer cells. J. Biol. Chem. **261** (1986) 15544–15549.
[3] Bradley, G., P. F. Juranka, V. Ling: Mechanisms of multidrug resistance. Biochem. Biophys. Acta **948** (1988) 87–128.
[4] Gerlach, J. H., N. Kartner, D. R. Bell et al.: Multidrug resistance. Cancer Surveys **5** (1986) 25–46.
[5] Habig, W. H., W. B. Jacoby: Assays for determination of glutathione S-transferases. Methods Enzymol. **77** (1981) 398–405.
[6] Hill, B. T.: *In vitro* human tumour model systems for investigating drug resistance. Cancer Surveys **5** (1986) 129–149.
[7] Hill, B. T., A. S. Bellamy: Establishment of an etoposide-resistant human epithelial tumour cell line *in vitro*: Characterization of patterns of cross-resistance and drug sensitivities. Int. J. Cancer **33** (1984) 599–608.
[8] Hill, B. T., L. K. Hosking, S. A. Shellard et al.: Comparative effectiveness of mitoxantrone and doxorubicin in overcoming experimentally-induced drug resistance in murine and human tumour cell lines *in vitro*. Cancer Chemother. Pharmacol. **23** (1988) 140–144.
[9] Hill, B. T., L. K. Hosking, R. D. H. Whelan: Elevated glutathione S-transferase activity in vincristine-selected multidrug resistant MCF-7 human breast cancer cell lines. Breast Cancer Res. Treat. **12** (1988) 107.
[10] Hill, B. T., R. B. Lock, R. D. H. Whelan et al.: Characterization of etoposide (VP-16) resistant human tumor sublines derived by *in vitro* exposure to fractionated X-irradiation (DXR). Proc. Second Conference on DNA Topoisomerases in Cancer Chemotherapy, Abs. 13, p. 24, New York 1988.
[11] Hill, B. T., R. D. H. Whelan, A. S. Bellamy et al.: The differential expression of drug resistance or collateral sensitivity following *in vitro* exposure of a continuous human tumor cell line established from a squamous cell carcinoma of the tongue to fractionated X-irradiation. In: G. Wolf (ed.): Head and Neck Oncology Research, Proceedings of the IInd International Head and Neck Oncology Research Conference, Arlington, VA, U.S.A., pp. 167–173. Kugler Publications, Amsterdam – Berkeley/Ghedini Editore – Milano 1988.
[12] Hill, B. T., R. D. H. Whelan, E. M. Gibby et al.: Establishment and characterisation of three new human ovarian carcinoma cell lines and initial evaluation of their potential in experimental chemotherapy studies. Int. J. Cancer **39** (1987) 219–225.
[13] Hill, B. T., R. D. H. Whelan, L. K. Hosking et al.: Interactions between antitumour drugs and radiation in mammalian tumor cell lines: Differential drug responses and mechanisms of resistance following fractionated X-irradiation or continuous drug exposure *in vitro*. N.C.I. Mongr. **6** (1988) 177–181.
[14] Hill, B. T., R. D. H. Whelan, L. K. Hosking et al.: Investigations of antitumour drug resistance using human tumour cell lines *in vitro*. In: M. Ghione, L. Rausa (Volume eds.): Proceedings of the XXV Course of the International School of Pharmacology, Erice, Italy: Resistance to Antitumor Agents in Laboratory and Clinic – Problems and Implications. Ettore Majorana International Life Sciences Series. pp. 62–71. Harwood Academic Publishers, London 1989.

[15] Kartner, N., D. Everden-Porelle, G. Bradley et al.: Detection of P-glycoprotein in multidrug-resistant cell lines by monoclonal antibodies. Nature **316** (1985) 820–823.

[16] Lock, R. B., B. T. Hill: Differential patterns of anti-tumour drug responses and mechanisms of resistance in a series of independently-derived VP-16-resistant human tumour cell lines. Int. J. Cancer **42** (1988) 373–381.

[17] Moscow, J. A., A. J. Townsend, M. E. Goldsmith et al.: Isolation of the human anionic glutathione S-transferase cDNA and the relation of its gene expression to estrogen-receptor content in primary breast cancer. Proc. Natl. Acad. Sci. USA **85** (1988) 6518–6522.

Grundlagen der Methotrexatresistenz

H. Diddens

Die Entwicklung von Resistenzen gegenüber Methotrexat ist eines der Hauptprobleme beim Einsatz dieses Zytostatikums in der klinischen Onkologie. Die Analyse der Mechanismen und der pharmakologischen Voraussetzungen, die zu einer Resistenzentwicklung beigetragen haben, ist eine der Grundvoraussetzungen für die Entwicklung effektiverer, alternativer Chemotherapieprotokolle. Zum besseren Verständnis der sehr unterschiedlichen Mechanismen, die zu einer Resistenz gegenüber Methotrexat (MTX) führen können, ist in Abbildung 1 die Wirkungsweise dieses Folsäureantagonisten skizziert. MTX wird aktiv über das Transportsystem für reduzierte Folate in die Zellen aufgenommen.

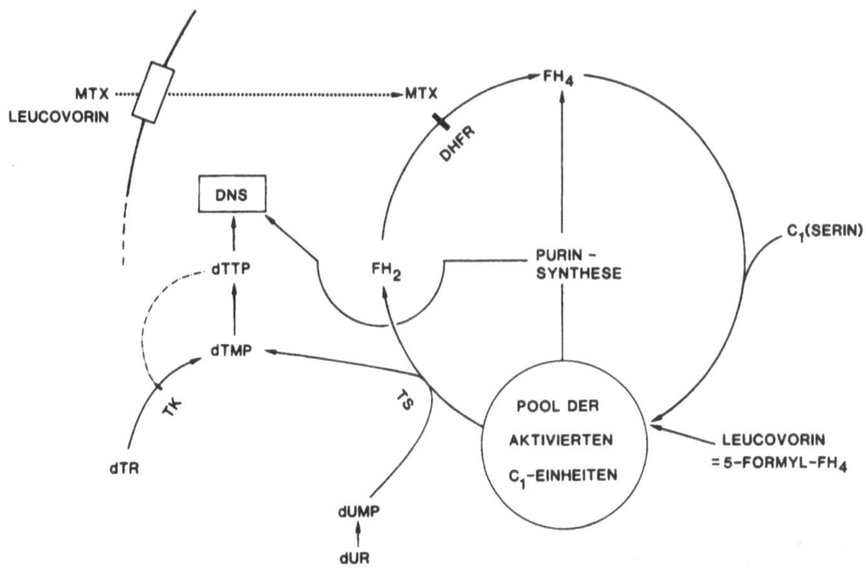

Abb. 1 Wirkungsweise von Methotrexat
MTX: Methotrexat; DHFR: Dihydrofolat Reduktase; FH_2: Dihydrofolat; FH_4: Tetrahydrofolat; dTR: Thymidin; dTMP: Thymidinmonophosphat; dTTP: Thymidintriphosphat; TK: Thymidinkinase; dUR: Deoxyuridin; dUMP: Deoxyuridinmonophosphat; TS: Thymidilat Synthase; Erklärung s. Text

Eine Erniedrigung des aktiven Membrantransportes von MTX ist einer der am häufigsten nachgewiesenen Mechanismen der MTX Resistenz [3, 9].

Das Zielenzym von MTX ist die Dihydrofolat Reduktase (DHFR), ein Enzym, das Dihydrofolat zu Tetrahydrofolat reduziert. Voraussetzung für eine effektive und maximale Hemmung der DHFR ist nicht nur eine Sättigung der Bindungsstellen der DHFR durch MTX, darüber hinaus muß auch freies, ungebundenes MTX intrazellulär vorliegen. Die Hemmung der DHFR ist schnell reversibel, wenn der Anteil an freiem MTX entfernt wird. Nach Jackson und Harrap [6] sind ca. 5% der vorhandenen intrazellulären DHFR Aktivität ausreichend, um eine normale Tetrahydrofolat Synthese aufrechtzuerhalten. Ein Anstieg des Gehaltes an DHFR wird also zu einer Verminderung der MTX Toxizität führen. Die Erhöhung des intrazellulären Gehaltes an DHFR ist in der Tat einer der wichtigsten Mechanismen der Resistenz gegenüber MTX. In vielen Fällen konnte als Ursache für die erhöhte Aktivität der DHFR eine Amplifikation des DHFR Gens nachgewiesen werden [11].

Ein weiterer, wenn auch weniger häufig beschriebener Resistenzmechanismus ist das Auftreten einer strukturell veränderten DHFR mit einer verringerten Affinität für MTX [7, 8]. Die Hemmung der DHFR führt zu einer Erniedrigung des Folat Cofaktor Pools und damit zu einer Hemmung von Folat Cofaktor abhängigen Synthesewegen wie Purin- und Thymidilat Synthese. Die de novo DNA und RNA Synthese wird also gehemmt.

Eine wichtige Determinante für die MTX Retention und damit für eine verlängerte Hemmung der DHFR ist die intrazelluläre Metabolisierung von MTX zu MTX-Polyglutamaten. Eine Anheftung von zwei oder mehreren Glutamatresten an MTX vermindert die Effluxrate des Zytostatikums und führt so über lange Zeiträume zu hohen intrazellulären Wirkstoff-Konzentrationen. Da MTX in seiner freien Form aus der Zelle transportiert werden kann, führt eine erniedrigte Aktivität der Polyglutamat Synthase zu einer Resistenz der Zellen gegenüber MTX. Dieser Mechanismus konnte sowohl in experimentellen als auch in primären Tumorzellen von Patienten beobachtet werden [9, 10].

Aufgrund der großen klinischen Bedeutung von MTX für die Behandlung von akuten lymphoblastischen Leukämien, Lymphomen und osteogenem Sarkom selektionierten wir in vitro Sublinien menschlicher Lymphom- und Osteosarkomlinien mit Resistenz gegenüber Methotrexat [3]. Tabelle 1 zeigt die wichtigsten Charakteristika der resistenten Zellinien (Raji: Burkitt Lymphom; CCRF-CEM: akute lymphoblastische Leukämie; TE-85, MG-63, SAOS-2: Osteosarkome). In der ersten Spalte ist der relative Grad der Resistenz der einzelnen Sublinien gegenüber MTX angegeben. Zur Bestimmung der relativen Resistenzen wurden über Dosis-Wirkungskurven die ID_{50}-Werte der einzelnen Zellinien ermittelt. Der ID_{50}-Wert stellt diejenige Konzentration des Zytosta-

Tabelle 1 Charakterisierung menschlicher Zellinien mit Resistenz gegenüber Methotrexat. (Erklärung s. Text)

Zellinie	Relative Resistenz (-fach)	MTX Transportrate (% des Wildtyps)	DHFR Überproduktion (-fach)	
RAJI/MTX-6	373	84	975	(112)*
CCRF/MTX-6	213	32	0,8	
TE-85/MTX-7	55	96	5,5	(6)*
MG-63/MTX-7	8	120	6,3	(6)*
SAOS-2/MTX-7	200	32	0,9	

*: DHFR Genkopienzahl

tikums dar, bei der das Zellwachstum auf 50% der Kontrolle reduziert ist. Die relative Resistenz ergibt sich aus dem Quotienten der ID_{50}-Werte der resistenten und der sensitiven Zellen. In Spalte 2 ist die relative Aufnahmerate von [^{3}H]-MTX als % der Rate der entsprechenden sensitiven Ausgangslinie aufgeführt. Die resistenten Sublinien CCRF/MTX-6 und SAOS-2/MTX-7 zeigen eine auf 32% reduzierte Aufnahme von MTX, während die anderen resistenten Sublinien annähernd normale Transportgeschwindigkeiten aufweisen.

Da die Resistenz gegen MTX mit einer Erhöhung des intrazellulären Gehaltes an DHFR assoziiert sein kann, bestimmten wir die Aktivität der DHFR in Zellextrakten der diversen Zellinien. Die Ergebnisse dieser Untersuchungen sind ebenfalls in Tabelle 1 zusammengefaßt. Bei der resistenten Linie Raji/MTX-6 konnte eine 975-fache relative Erhöhung der DHFR Aktivität festgestellt werden, während die Enzymwerte im Fall der resistenten Transportmutante CCRF/MTX-6 im Bereich des Wildtyps lagen. Für diese Zellinie ergaben sich allerdings Hinweise auf eine verminderte Affinität des Enzyms für MTX. In den Osteosarkomlinien TE-85/MTX-7 und MG-63/MTX-7 waren die DHFR Level um das 5,5-fache, respektive um das 6,3-fache erhöht. Die Transportmutante SAOS-2/MTX-7 zeigte im Vergleich zum Wildtyp keine signifikant veränderte Enzymaktivität.

Mit Hilfe von quantitativen Southern Blot- und Slot Blot Hybridisierungen konnten wir eine Erhöhung der Kopienzahl des DHFR Gens in den Zellinien RAJI/MTX-6 (112-fach), TE-85/MTX-7 (6-fach) und MG-63/MTX-7 (6-fach) nachweisen. Als „Probe“ für diese Hybridisierungen verwendeten wir ein Fragment des menschlichen DHFR Gens (dhfr). Als „single copy“ Kontrollsequenz diente die cDNA des menschlichen Purinnucleosidphosphorylase Gens (pnp). In den oben genannten Zellinien konnte somit die Erhöhung des intrazellulären

Gehaltes an DHFR und damit die Resistenz gegenüber MTX auf eine Amplifikation des DHFR Gens zurückgeführt werden. Wir konnten also zeigen, daß bei Lymphomzellen wie auch bei Osteosarkomzellen sowohl eine Erniedrigung des aktiven Membrantransportes von MTX als auch eine Erhöhung des intrazellulären Gehaltes an DHFR, basierend auf einer Amplifikation des DHFR Gens, als Resistenzmechanismen vorkommen können.

Bei der zytogenetischen Charakterisierung der resistenten Raji/MTX-6 konnte eine starke Verlängerung des langen Arms des Chromosoms 5 festgestellt werden. Durch in situ Hybridisierung mit dem Fragment des menschlichen DHFR Gens konnten wir bestätigen, daß es sich hierbei um eine Amplifikation des DHFR Gens handelt (Abb. 2). 80% der Hybridisierungssignale waren auf dem langen Arm des Chromosoms 5 lokalisiert. In den beiden DHFR überproduzierenden Osteosarkomlinien konnten die amplifizierten DHFR Gene ebenfalls spezifischen chromosomalen Veränderungen zugeordnet werden. So zeigte zum Beispiel die Sublinie TE-85/MTX-7 im Gegensatz zur sensitiven Ausgangslinie ein Translokationschromosom 5p+, eine zentrische Fusion 5q, ein normales Chromosom 5 sowie ein überlanges Chromosom 5, das den Bereich 5q13-5q31 mehrfach hintereinander enthält. Da der DHFR Genlokus in menschlichen Zellen im Abschnitt 5q23 liegt, weisen diese zytogenetischen Befunde auf ein mehrfaches Vorliegen des DHFR Gens hin, was durch die Bestimmung der Genkopienzahl über Southern Blot Hybridisierungen bestätigt wurde.

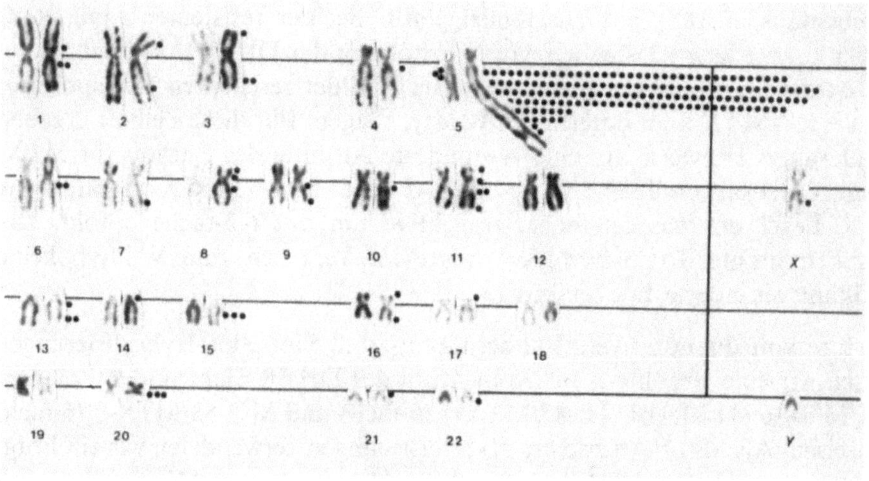

Abb. 2 Raji/MTX-6: Verteilung der Hybridisierungssignale nach in situ Hybridisierung mit einem Fragment des menschlichen DHFR Gens

Es gibt zwei Strategien, die verschiedenen Mechanismen der MTX Resistenz zu überwinden. Der eine Weg ist der Einsatz einer hochdosierten MTX Therapie mit anschließender Rettung des hämatopoietischen Gewebes durch Leukovorin [4]. Angelehnt an die Zeit- und Dosierungsschemata klinischer Therapieprotokolle haben wir an verschiedenen sensitiven und MTX-resistenten menschlichen Osteosarkomlinien die Aufhebbarkeit der MTX Toxizität durch Leukovorin untersucht. Als bisher allgemein akzeptierte Hypothese galt, daß die klinische Effektivität der hochdosierten MTX Therapie des Osteosarkoms mit Leukovorin Rescue darauf beruhe, daß Zellen dieses Tumors im Vergleich zu normalen Zellen des Knochenmarkes ein insuffizientes Transportsystem für reduzierte Folate und damit für Leukovorin und auch für MTX besitzen. Sie wären damit von der Leukovorin Rescue ausgeschlossen. Im Gegensatz dazu zeigen unsere Ergebnisse, daß sich Osteosarkomzellen durchaus durch Zugabe von Leukovorin von der zytotoxischen Wirkung des MTX retten lassen. Das Ausmaß des Rescue Effektes durch Leukovorin ist abhängig von dem Konzentrationsverhältnis von Leukovorin zu MTX und von dem zeitlichen Abstand zwischen deren Applikation. Je stärker die Zellen durch MTX vorgeschädigt sind (dosis- und zeitabhängig), um so schwieriger ist es, eine Rescue selbst durch sehr hohe Leukovorin Konzentrationen zu erreichen.

Bei der Interpretation unserer Ergebnisse muß berücksichtigt werden, daß die klinische Situation von derjenigen kultivierter Zellen verschieden ist und Ergebnisse aus Vesuchen, die in vitro durchgeführt wurden, nur mit Vorbehalt auf in vivo Gegebenheiten zu übertragen sind. Jedoch wurde deutlich gezeigt, daß die Leukovorin Applikation in der Therapie des Osteosarkoms zeitlich so weit als möglich im Rahmen des für eine Rettung des hämatopoietischen Systems noch Vertretbaren hinausgezögert werden sollte, da Osteosarkomzellen sich durch eine zu früh angesetzte Leukovoringabe zumindest teilweise von der zytotoxischen Wirkung des MTX retten lassen. Weiterhin deuten unsere Ergebnisse darauf hin, daß zusätzliche Faktoren, wie gewebsspezifische Unterschiede in der Fähigkeit zur MTX-Polyglutamat Bildung, die zeit- und dosisabhängig verläuft, für die klinische Effektivität dieser Therapieform verantwortlich sind [4, 10].

Eine weitere Möglichkeit zur Überwindung von MTX Resistenzen besteht in dem Einsatz nicht-klassischer Antifolate wie Trimetrexate oder CB3717, die andere Transportwege in die Zelle benutzen oder andere intrazelluläre Zielenzyme haben [3].

Es stellt sich die Frage, auf welchen Mechanismen eine klinisch beobachtete MTX Resistenz beruht. Obwohl immer noch sehr fragmentarisch, deuten erste Ergebnisse darauf hin, daß jeder der oben genannten Resistenzmechanismen auch in primären Tumorzellen von Patienten nachgewiesen werden kann. Allerdings gibt es, abgesehen von dem Mechanismus der DHFR Überproduktion aufgrund von Genamplifikation, bisher keine direkten Hinweise, daß diese Mechanismen im Verlauf einer Therapie mit MTX erworben wurden [5, 9, 12]. Manche der Resistenzmechanismen treten auch in Tumorzellen unbehandelter Patienten auf. Das heißt also, daß bestimmte Tumorzellpopulationen eine primäre oder natürliche Resistenz gegenüber MTX aufweisen, die durch die gleichen Mechanismen vermittelt wird, welche für eine sekundäre oder erworbene Resistenz verantwortlich sind [9].

Um den Verlauf einer möglichen Resistenzentwicklung auf klinischer Ebene verfolgen zu können, haben wir Zellen von Leukämiepatienten entnommen und in verschiedenen Stadien ihrer Erkrankung untersucht. Neben 26 Patienten mit Erstmanifestationen und Remissionen wurde Knochenmark von acht Rezidivpatienten sowie von vier Patienten mit therapierefraktären Leukämien untersucht. Um die DHFR Genkopienzahl zu bestimmen, wurden aus Knochenmarkaspiraten, bzw. aus peripherem Blut über eine Ficolltrennung die mononukleären Zellen gewonnen und deren DNA isoliert. Die DNA Konzentration wurde mit dem Farbstoff Hoechst 33258 durch Fluoreszenzmessung bestimmt. Nach Restriktionsverdau wurden Southern Blot Hybridisierungen mit einem EcoRI Fragment des menschlichen DHFR Gens (dhfr) durchgeführt und die Hybridisierungssignale densitometrisch ausgewertet. Als „single copy" Kontrollsequenz diente wiederum die cDNA des Purinnucleosidphosphorylase Gens (pnp). Neben zahlreichen Normalbefunden bezüglich der DHFR Genkopienzahl in Zellen von Patienten, die sich in Remission befanden oder bei denen es sich um Erstmanifestationen ihrer Leukämie handelte, konnte bei einem der vier therapieresistenten Leukämiepatienten (akute lymphatische Leukämie) eine Amplifikation des DHFR Gens nachgewiesen werden. Die Abbildung 3 zeigt die DNA Analyse dieses Patienten.

Auf eine Induktionstherapie, in deren Verlauf der Patient eine Vollremission erreicht hatte, folgte eine Intervall-Erhaltungstherapie mit vier mittelhoch dosierten MTX Blöcken (500 mg/m^2) und eine 18-monatige Dauertherapie mit 25 mg MTX/m^2/Woche. Der Patient wurde aufgrund eines frühen Rezidivs nach einem Rezidiv-Induktionsprotokoll, das auch hochdosiertes MTX (12 g/m^2) enthält, behandelt. Der Patient sprach auf diese Therapie nicht an und befand sich zum Zeitpunkt, an dem das untersuchte Knochenmark entnommen wurde, nicht in Remission. In diesem Knochenmark (P) konnte bei einem Blastenanteil von 98% eine Amplifikation des DHFR Gens um das 2,5-fache nachgewiesen werden (Abb. 3, links). Als Kontrolle diente DNA aus dem peripheren Blut eines gesunden Spenders (C).

Ein anschließend angewandtes modifiziertes Rezidivprotokoll – es umfaßte neben hochdosiertem MTX Ifosfamid und Mitoxantron – führte zur Remission. Auf der rechten Seite der Abbildung 3 ist die DNA Analyse zum Zeitpunkt der Remission dargestellt. Im Knochenmark, das während der Remission

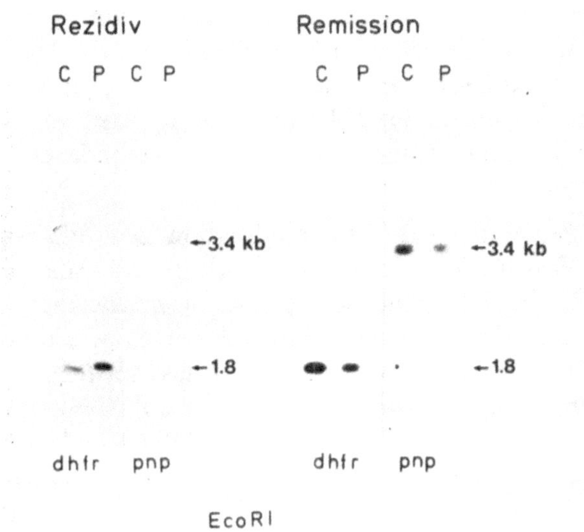

Abb. 3 Southern Blot Analyse der DNA eines Patienten mit akuter lymphoblastischer Leukkämie zum Zeitpunkt eines Rezidivs (links) und der darauffolgenden Remission (rechts).
C: Kontroll-DNA; P: Patienten-DNA; dhfr: Hybridisierung mit einem Fragment des menschlichen DHFR Gens; pnp: Hybridisierung desselben Filters mit der cDNA des PNP Gens zur relativen Quantifizierung der aufgetragenen DNA Menge

entnommen wurde, waren nur einzelne residuelle Leukämiezellen nachzuweisen, die prozentual nicht beziffert werden konnten (< 5%). Die Kopienzahl des DHFR Gens in diesen Knochenmarkzellen war nicht erhöht, was darauf schließen läßt, daß eine Amplifikation des DHFR Gens nur in den malignen Blasten stattgefunden hatte und nicht in den normalen Knochenmarkzellen. Weitere Mechanismen der MTX Resistenz wurden nicht untersucht und können nicht ausgeschlossen werden. Der von uns bestimmte Wert einer 2,5-fachen Amplifikation des DHFR Gens stellt einen Mittelwert über alle untersuchten Zellen dar. Es ist anzunehmen, daß sich innerhalb der untersuchten Tumorzellpopulation Subpopulationen mit weit höheren Amplifikationsgraden befanden, die mit der von uns angewandten Methode der Southern Blot Hybridisierung nicht erfaßt werden können. Da weniger als 5% der gesamten intrazellulären DHFR für einen normalen Ablauf der DNA Synthese ausreichend sind [6], ist davon auszugehen, daß auch eine relativ niedriggradige Amplifikation des DHFR Gens zu einer klinisch manifesten MTX Resistenz führen kann.

Mit diesen Untersuchungen wurde erstmals eine Amplifikation des DHFR Gens in Zellen eines Patienten mit akuter lymphatischer Leukämie nachgewiesen. Von anderen Arbeitsgruppen konnte in Tumorzellen von zwei Patienten mit myeloischer Leukämie [1, 5] sowie bei einem Patienten mit kleinzelligem Bronchialkarzinom [2] die klinisch manifeste Resistenz gegenüber Methotrexat ebenfalls auf eine Amplifikation des DHFR Gens zurückgeführt werden, wobei das Ausmaß der Amplifikation, ähnlich dem von uns gefundenen Wert, im Bereich von zwei bis vier Genkopien lag.

Das Wissen um die Beziehung der Genamplifikation zum Phänomen der klinisch beobachteten Zytostatikaresistenz steht noch in den Anfängen. Nach dem derzeitigen Stand der Forschung ist es aber wahrscheinlich, daß die Resistenzentwicklung gegenüber Chemotherapeutika nach wiederholter Behandlung mit diesen Stoffen zumindest teilweise auf das Auftreten resistenter Tumorsubpopulationen, deren Resistenzmechanismus auf Genamplifikation beruht, zurückzuführen ist [11, 12]. Daher ist es für die Klinik von großer Wichtigkeit, eine molekularbiologische Charakterisierung resistenter Tumore bei Patienten durchzuführen.

Da MTX sowohl in Erhaltungstherapie-Protokollen im Rahmen der Chemotherapie von Leukämien als auch für die Behandlung von Psoriasis [12] oder rheumatoider Arthritis über Zeiträume von bis zu drei Jahren eingesetzt wird, sollte untersucht werden, ob bei den betroffenen Patienten DHFR Genamplifikationen nachzuweisen sind, die durch wiederholte Applikation von MTX induziert wurden. Insgesamt bieten die Ergebnisse solcher Untersuchungen nicht nur dem Kliniker die Möglichkeit rascher therapeutischer Konsequenzen, sie können langfristig gesehen auch helfen, bestehende Therapieprotokolle zu optimieren.

Literatur

[1] Carman, M. D., J. H. Schornagel, R. S. Rivest et al.: Resistance to methotrexate due to gene amplification in a patient with acute leukemia. J. Clin. Oncol. **2** (1984) 16–21.

[2] Curt, G. A., D. N. Carney, K. H. Jolivet et al.: Unstable methotrexate resistance in human small-cell carcinoma associated with double minute chromosomes. N. Engl. J. Med. **308** (1983) 199–202.

[3] Diddens, H., D. Niethammer, R. C. Jackson: Patterns of cross-resistance to the antifolate drugs trimetrexate, metoprine, homofolate and CB3717 in human lymphoma and osteosarcoma cells resistant to methotrexate. Cancer Res. **43** (1983) 5286–5292.

[4] Diddens, H., T. Teufel, D. Niethammer: High-dose methotrexate therapy with leucovorin rescue: in vitro investigations on human osteosarcoma cell lines. Cancer Chemother. Pharmacol. **20** (1987) 128–132.

[5] Horns, R. C., W. J. Dower, R. T. Schimke: Gene amplifikation in a leukemic patient treated with methotrexate. J. Clin. Oncol. **2** (1984) 1–7.
[6] Jackson, R. C., K. R. Harrap: Studies with a mathematical model of folate metabolism. Arch. Biochem. Biophys. **158** (1973) 827–841.
[7] Jackson, R. C., L. I. Hart, K. R. Harrap: Intrinsic resistance to methotrexate of cultured mammalian cells in relation to the inhibition kinetics of their dihydrofolate reductases. Cancer Res. **36** (1976) 1991–1997.
[8] Jackson, R. C., D. Niethammer: Acquired resistance in lymphoblasts resulting from altered kinetic properties of dihydrofolate reductase. Eur. J. Cancer **13** (1977) 567–575.
[9] Rodenhuis, S., J. J. McGuire, R. Narayanan: Development of an assay system for the detection and classification of methotrexate resistance in fresh human leukemic cells. Cancer Res. **46** (1986) 6513–6519.
[10] Schalhorn, A., H. Sauer, W. Wilmans et al.: Methotrexate and methotrexate polyglutamates in human sarcoma metastases after high-dose methotrexate therapy. Klin. Wochenschr. **61** (1983) 1089–1094.
[11] Schimke, R. T.: Gene amplification, drug resistance, and cancer. Cancer Res. **44** (1984) 113–123.
[12] Trent, J. M., R. N. Buick, S. Olson et al.: Cytologic evidence for gene amplification in methotrexate-resistant cells obtained from a patient with ovarian carcinoma. J. Clin. Oncol. **2** (1984) 8–15.

P170-Glykoprotein – Marker für die Multidrug-Resistenz von Tumoren?

V. Ling
(Zusammenfassung des Vortrags)

Resistenz

Die primäre und sekundäre Zytostatika-Resistenz maligner Tumoren ist nach wie vor eine Crux medicorum. Spontane Mutationen scheinen diese Resistenzen zu induzieren. Resistente Mutanten entstehen dabei mit einer Häufigkeit von $1{:}10^5$ bis $1{:}10^8$, so daß jeder Tumor schon bei Diagnosestellung zytostatikaunempfindliche Zellen aufweist. Eine Zytostatikabehandlung führt zunächst zur Remission mit Zerstörung der nichtresistenten Zellen und konsekutiver Verkleinerung des Tumors. Die mitotische Vermehrung der verbliebenen resistenten Zellen bleibt indes erhalten. Experimentell macht bereits eine einzige resistente Zelle, wenn sie in einen ansonsten zytostatikasensiblen Mäusetumor transplantiert wird, diesen inkurabel.

Multidrug-Resistenz

In den späten 60er Jahren führten In-vitro-Experimente zu der Erkenntnis, daß einfach resistente Zellinien häufig gleichzeitig eine Kreuzresistenz gegenüber anderen Zytostatika aufwiesen. Die Kreuzresistenz schien auf der Mutation eines einzigen Gens zu basieren, das es zu entdecken galt.

Darüber hinaus ergab sich die Konsequenz, daß auch in diesem Fall eine zytostatische Kombinationsbehandlung erfolglos bleiben mußte.

Existiert ein aktiver Transportmechanismus?

Therapieresistente Zellen scheinen in der Lage zu sein, ein Zytostatikum am Eintritt ins Zellinnere zu hindern. Zunächst war unklar, ob diesem Prozeß

- eine Permeabilitätsbarriere oder
- ein aktiver Transportmechanismus zugrunde lag.

Für den Transportmechanismus sprachen Untersuchungen mit dem Zellgift Cyanid, das die Energieproduktion hemmt und resistente Zellen in zytostatikaempfindliche konvertiert. Letztere wurden wieder resistent, sobald die Cyanid-Exposition unterbrochen wurde und der energieverbrauchende Efflux wieder einsetzen konnte.

Bedeutung der Zellmembran

Kartner, Ling (University of Toronto) sowie Juliano und Riordan (Hospital for Sick Children, Toronto) konzentrierten ihre Bemühungen auf die Rolle der Zellmembran in diesem Prozeß. Aus immunelektrophoretisch aufgetrennten Membranfragmenten von cholchicinresistenten Hamsterzellen wurde ein Glykoprotein isoliert, das ausschließlich bei diesen Zellen nachzuweisen war. Dabei handelt es sich um ein komplexes Molekül, das aus Proteinen und Kohlenhydratem besteht. Dieses Glykoprotein war relativ groß (Molekulargewicht ca. 170.000) und schien auf spezifische Weise mit der Plasmamembran verbunden zu sein. Es wurde daher als P-Glykoprotein bezeichnet (P für Permeabilitätshindernis des Zytostatikums), das man unterdessen auch bei anderen Spezies und in verschiedenen Zellkulturen entdeckt hat. All diese Systeme erwiesen sich als kreuzresistent gegenüber verschiedenen Zytostatika. Immunzytochemisch konnte das P-Glykoprotein näher charakterisiert werden:

- stabile Molekularstruktur,
- Strukturgleichheit bei allen Säugern,
- Expression von allen resistenten Zellen unterschiedlicher Spezies, unabhängig vom angewandten Zytostatikum.

Molekularbiologische Befunde

Molekularbiologisch – durch Aufklärung der kodierenden Gensequenz – konnte eine spezifische mRNA identifiziert werden, die für die Synthese des P-Glykoproteins verantwortlich ist. Die mRNA-Quantität korreliert mit der Resistenzintensität. Gleichzeitig ist die Zunahme des P-Glykoproteins in multidrug-resistenten Zellen offensichtlich an eine Gen-Amplifikation gebunden: Bis zu etwa 60 Kopien desselben P-Glykoprotein-Gens wurden in resistenten Zellen entdeckt.

Mit einem unterschiedlichen methodischen Ansatz (Klonierung von DNA-Fragmenten resistenter Zellen) konnten auch andere Untersucher (Roninson,

Massachusetts Institute of Technology, und Borst, Netherlands Cancer Institute, Amsterdam) eine Gen-Amplifikation und die Überexpression der oben charakterisierten mRNA zeigen.

Direkter Nachweis von P-Glykoprotein

Gross (McGill-University) führte ein cDNA-Fragment mit vollständigem P-Glykoprotein-Code einer sensiblen Mäusezelle in eine ebenso sensible Hamsterzelle ein (Gen-Transfektion). Da die Zelle trotz Zytostatikapräsenz zu wachsen begann, konnte eine Resistenz angenommen werden. Die isolierte DNA und mRNA dieser genmanipulierten Hamsterzellen enthielten zahlreiche Kopien der Mäuse-P-Glykoprotein-Gene und exprimierten das Gen. Da keine weiteren Manipulationen mit dieser ursprünglich zytostatikasensiblen Zelle angestellt worden sind, war der Nachweis erbracht, daß die Überexpression von P-Glykoprotein allein für die Zytostatikaresistenz verantwortlich ist. Die Hamsterzelle war ebenfalls gegenüber anderen, nichtverwandten Zytostatika resistent. Ihr Verhalten entspricht somit den spontan kreuzresistenten Zellen. Da nur ein einziges Gen der multigenetischen P-Glykoprotein-Familie in diesem Experiment übertragen wurde, war der Nachweis erbracht, daß nur ein einziger Typ des P-Glykoproteinmoleküls die Kreuzresistenz bewirkt.

Wie kann ein einziges Molekül eine derart komplexe Aufgabe erfüllen? Für die Beantwortung dieser Frage war zunächst die Aufklärung der Aminosäuresequenz des P-Glykoproteins erforderlich. Die Primärsequenz besteht aus 1.280 Aminosäuren. Das P-Glykoproteinmolekül setzt sich aus zwei ähnlich strukturierten Hälften zusammen. Jede dieser Hälften verfügt über 6 „Transmembranregionen", mit denen das Molekül in der Zellmembran verankert ist. Das P-Glykoproteinmolekül schlängelt sich zwölfmal durch die Membran (Abb. 1). Eine derartig komplexe, transmembranöse Konfiguration ist charakteristisch für Tunnel- oder Porenbildungen, wo sog. Tunnel-Proteine in den Ein- oder Auswärts-Transport von Nährstoffen, Ionen und Stoffwechselmetaboliten beteiligt sind.

Vergleiche mit Protein-Datenbanken haben bestätigt, daß das P-Glykoprotein etwa einem Membrantransportprotein entspricht, wie es von Bakterien und Insekten bekannt ist. So zeigt z. B. der Primärabschnitt Ähnlichkeiten mit einer ATP-bindenden Region. Beide P-Glykoproteinhälften enthalten einen länglichen hydrophilen Abschnitt, der Kontakt mit der inneren Oberfläche der Zellmembran hat. Völlig überraschend war die Entdeckung, daß die homologen P-Glykoproteinhälften dem Hämolysin B ähnelten, welches sich in der Membran verschiedener Bakterien befindet und den Auswärtstransport des Proteins Alpha-Hämolysin steuert.

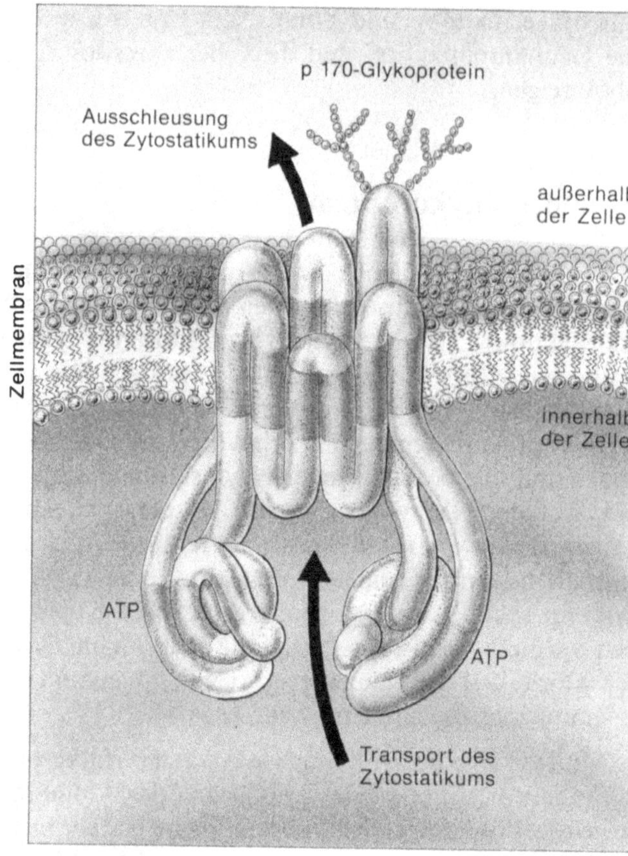

Abb. 1 P-Glykoprotein ist in der Zellmembran verankert, wo es wahrscheinlich Toxine nach extrazellulär pumpt. Die Abbildung zeigt ein Modell der Proteinstruktur, basierend auf der bekannten Aminosäuresequenz. Es wird angenommen, daß sich die Proteinkette 12mal zwischen dem Lipidanteil der Doppelmembran hin und her schlängelt und auf diese Weise eine 12seitige Pore bildet. Der außerhalb der Zelle gelegene Proteinanteil enthält die Zuckerketten; zwei große und fast identische Proteinketten ragen in das Zellinnere. Sie beinhalten Regionen, die ATP binden, das sehr wahrscheinlich die Energie für den Auswärts-Transport liefert (Pfeile).

Untersuchungen zur Aminosäuresequenz und Vergleiche mit anderen Proteinen haben folgende Modellvorstellung zur Struktur des P-Glykoproteins nahegelegt: Wahrscheinlich laufen die 12 transmembranösen Abschnitte des P-Glykoproteins zu einer 12seitigen Pore zusammen. Außerhalb der Zelle findet sich nur wenig Protein. Hier sind die Zuckerabschnitte (Glykoprotein) angelagert. Intrazellulär befinden sich zwei große homologe Abschnitte, die in das Zytoplasma hineinragen und die ATP-bindenden Strukturen enthalten. Das P-Glykoprotein transportiert das Zytostatikum nach extrazellulär

- durch direkte Bindung und Schleusung via „Membranporen" oder
- Bindung an ein zweites Carrier-Protein, das als Zytostatikum-Carrier-Komplex nach außen gelangt.

Das zweite Modell basiert auf Beobachtungen am Hämolysin B, (dem P-Glykoprotein ähnlich), das das Alpha-Hämolysin ebenfalls transmembranös befördert. Ein derartiges Carrier-Protein für P-Glykoprotein konnte bisher allerdings nicht gefunden werden.

Normale Funktion von P-Glykoprotein

Zur physiologischen Rolle von P-Glykoprotein existieren alternative Vorstellungen. Einerseits wird spekuliert, P-Glykoprotein habe in Normalzellen dieselbe Funktion wie in zytostatikaresistenten: Es befördert Toxine von intra- nach extrazellulär. Andererseits könnte P-Glykoprotein tatsächlich in Transportprozesse der Säugetierzelle eingeschaltet sein. Unter anderem mit monoklonalen Antikörpern konnte nachgewiesen werden, daß P-Glykoprotein in Organen gesundener Erwachsener exprimiert wird (z. B. Niere, Nebenniere, Leber, Teile des Gastrointestinaltraktes). Die erwähnten Organe sind in den Transport von Nahrungsmitteln und Flüssigkeiten eingeschaltet und sezernieren zahlreiche Proteine und Steroide. Möglicherweise spielt P-Glykoprotein hierbei eine Rolle. Das Vorkommen des P-Glykoproteins in den genannen Strukturen schließt die zuerst diskutierte Hypothese nicht aus, da ja einige dieser Organe ebenso in die Detoxikationen des Gesamtorganismus eingeschaltet sind.

Vermindert P-Glykoprotein die Heilungschancen von Tumorpatienten?

Gesichert ist, daß einige Tumoren (Ovarialkarzinome, Leukosen und zahlreiche Sarkome) einen erhöhten P-Glykoproteinspiegel aufweisen. Je weniger die Chemotherapie ansprach, desto mehr Glykoprotein wurde festgestellt. In etwa 10 bis 20% der untersuchten Tumoren war eine derartige Beziehung nachweisbar.

Einige Stoffe scheinen in der Lage zu sein, die Funktion von P-Glykoprotein zu hemmen, wodurch multidrug-resistente Tumorzellen wieder sensibel werden. Man hat diese Pharmaka „Chemosensitizer" genannt. Offensichtlich konkurrieren diese Substanzen mit P-Glykoprotein um die Bindungsstellen der Zytostatika. Durch Blockade dieser Bindungen können sich die Zytostatika innerhalb der Zelle anreichern und sie abtöten. Die zusätzliche Gabe von Verapamil führte zu einer kompletten Reversibilität der bestehenden Resistenz gegenüber einigen untersuchten Zytostatika: Dies galt sowohl für schwach- als auch für hochresistente Zellinien. Auch Cyclosporin A zeigte sich in der Lage, eine bestehende Kreuzresistenz wieder aufzuheben. Allerdings war hier der Effekt nicht so ausgeprägt wie bei Verapamil.

In dem Maße wie mehr über die Multidrug-Resistenz und die Funktion des P-Glykoproteins bekannt wird, kann die Wirksamkeit von Chemotherapeutika zu ihrer Überwindung verbessert werden.

Hyperthermie bei Radio- und Chemotherapie

R. D. Issels, A. Nagele

Die Hyperthermie in Kombination mit Strahlentherapie oder Chemotherapie stellt mittlerweile ein anerkanntes Therapiekonzept innerhalb der klinischen Onkologie dar. Diese Entwicklung läßt sich auf neuere Erkenntnisse der thermobiologischen Grundlagenforschung im Zeitraum der letzten zwanzig Jahre zurückführen. Neben der systemischen Ganzkörperhyperthermie oder der Oberflächenhyperthermie konnten durch verbesserte Techniken neue Therapiemöglichkeiten erschlossen werden. Die gezielte Erwärmung tiefliegender Tumore wurde zum Beispiel erst durch leistungsstarke Hochfrequenzapplikatoren und neue Temperatur-Mapping-Verfahren realisierbar [9].

Trotz dieser technischen Entwicklung kommt eine alleinige Hyperthermiebehandlung aus verschiedenen Gründen nicht in Frage. Bei tiefliegenden Tumoren ist aus topologisch-anatomischen sowie physiologischen Gründen oft kein homogenes elektrisches Feld zu erzielen. Daraus ergibt sich eine Heterogenität der Temperaturverteilung im Zielgewebe als Folge der spezifischen Energieabsorption und der Vaskularisierung von Tumor und Normalgewebe. Beide Faktoren verhindern, daß speziell im Bereich des gesamten Tumorvolumens therapeutisch wirksame Temperaturen von 43 °C – 45 °C erreicht werden können (Abb. 1). In subletal erwärmten Arealen (Temperatur < 42,5 °C) kann es noch während der regionalen Tiefenhyperthermie zur Induktion der sogenann-

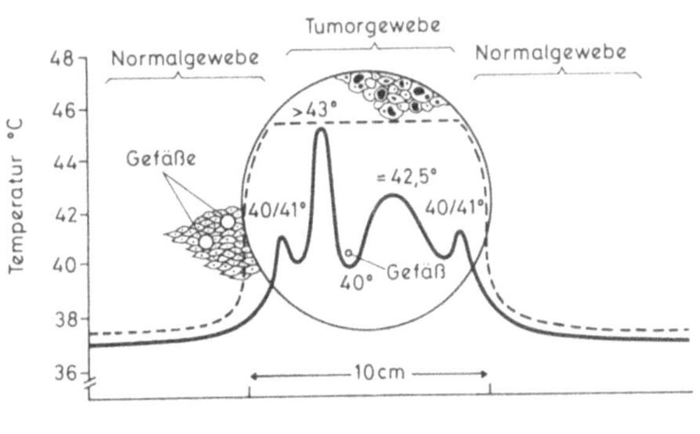

Abb. 1 Heterogene Temperaturverteilung in einem soliden, tiefliegenden Tumor während regionaler Hyperthermie

ten Thermotoleranz kommen. Bereits aus diesen thermobiologischen Überlegungen verspricht die Kombination mit der Strahlentherapie eine erhöhte therapeutische Wirksamkeit. Hypoxische Gewebsbereiche sind strahlenunempfindlich, lassen sich aber mangels ihrer Blutversorgung effizient hyperthermieren. Im Gegensatz zur Strahlentherapie wirkt die Hyperthermie unabhängig vom Zellzyklus und schädigt auch ruhende Zellen [3]. Ähnliche Überlegungen sprechen für eine Kombination der Hyperthermie mit Chemotherapie. Das jeweilige Zytostatikum erreicht in schlecht perfundierten Tumorbereichen oft keine therapeutisch wirksame Konzentration oder ist infolge seines Wirkungsmechanismus bei mangelnder Zellproliferation nur eingeschränkt wirksam. Im Vergleich zur Strahlentherapie besteht bei der Zytostatikagabe eher die Möglichkeit, die Chemotherapie individuell der Hyperthermie anzupassen. Für eine Reihe von Zytostatika wurde in vitro der Nachweis eines Synergismus mit Hyperthermie erbracht [5]. Eine phänomenologische Einteilung läßt sich bisher nur nach dem Temperaturbereich vornehmen, in dem diese Wirkungsverstärkung auftritt, da die zugrunde liegenden Mechanismen noch weitgehend unbekannt sind. In Tabelle 1 ist eine derartige Aufgliederung für einige Zytostatika wiedergegeben. Neben Substanzen, die in einem Temperaturbereich von 37 °C bis 44 °C einen linearen Anstieg ihrer zytotoxischen Wirkung erkennen lassen, zeigen einige Zytostatika eine exponentielle Wirkungsverstärkung, d. h. der synergistische Effekt mit der Hyperthermie läßt sich erst oberhalb einer Temperatur von 42,5 °C nachweisen (Schwellenwert-Effekt). Die letzte Gruppe umfaßt neuartige chemische Verbindungen, die nicht den klassischen Zytostatika zuzuordnen sind und ihre zytotoxische Wirkung erst unter Hyperthermiebedingungen entfalten.

Die zellbiologischen Effekte der alleinigen Hyperthermie und ihre Interaktion mit zytotoxischen Substanzen bei einer Kombinationsbehandlung werden in

Tabelle 1 Einteilung von zytostatisch wirksamen Substanzen nach der Art ihrer Wirkungssteigerung mit Erhöhung der Temperatur

- *Linearer* Anstieg der zytotoxischen Wirkung
  (37 °C – 44 °C)
  z. B. Cis-Platin, BCNU

- *Exponentieller* Anstieg der zytotoxischen Wirkung
  (Schwellenwert: 42,5 °C)
  z. B. Adriamycin, Bleomycin

- *Sprunghaft* auftretende zytotoxische Wirkung bei erhöhter Temperatur
  „Thermosensitizer"
  z. B. Thiolverbindungen

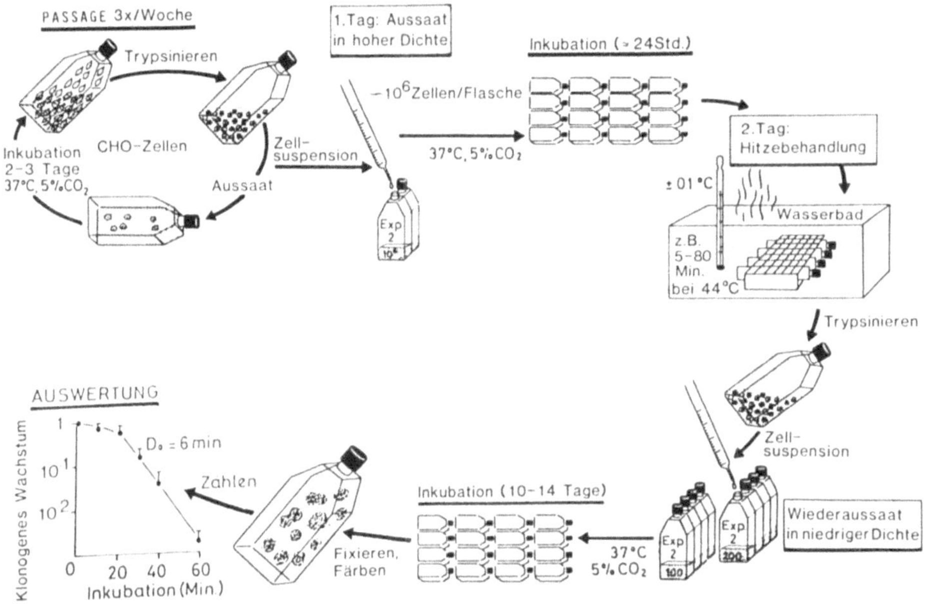

Abb. 2 Methode zur Bestimmung des klonogenen Wachstums von Zellen nach Hitzebehandlung in vitro

vitro mit Hilfe des klonogenen Wachstumstests untersucht (Abb. 2). Für derartige thermobiologische Fragestellungen stellen die Chinesischen Hamster Ovar (CHO) Zellen eine etablierte Zellinie dar. Die Zellen werden in dreitägigem Rhythmus unter Kontrolle von verschiedenen Wachstumsparametern (z. B. Verdopplungszeit, Klonierungsausbeute) passagiert. Für einen derartigen Versuch werden die Zellen der Passage entnommen und in hoher Dichte ausgesät. Nach 24 Stunden erfolgt die Hitzebehandlung in vitro, die mit einer Zytostatikabehandlung kombiniert werden kann. Nach erfolgtem Mediumwechsel werden die Zellen in geeigneten Verdünnungsstufen erneut ausgesät. Innerhalb von etwa 10 Tagen sind die überlebenden Zellen zu makroskopisch sichtbaren Kolonien ausgewachsen, die gefärbt und ausgezählt werden können. Als Maß zur Beurteilung des Dosiseffekts kann z. B. die Zeitdauer berechnet werden, nach der sich das Überleben um den Faktor 1/e (D_o) reduziert.

Die alleinige Hitzewirkung auf das klonogene Überleben ist in Abbildung 3 am Beispiel der CHO-Zellen veranschaulicht. Alle bisher untersuchten Zellinien zeigen ein gleichartiges Bild: Die Überlebenskurven bei Temperaturen über 42,5 °C ähneln den klassischen Kurvenverläufen der Radiobiologie. Nach dem Durchlaufen eines „Schulterbereichs“ wird der sogenannte „Exponentielle Bereich“ erreicht, in dem die Zellen mit konstant hoher Rate abgetötet werden.

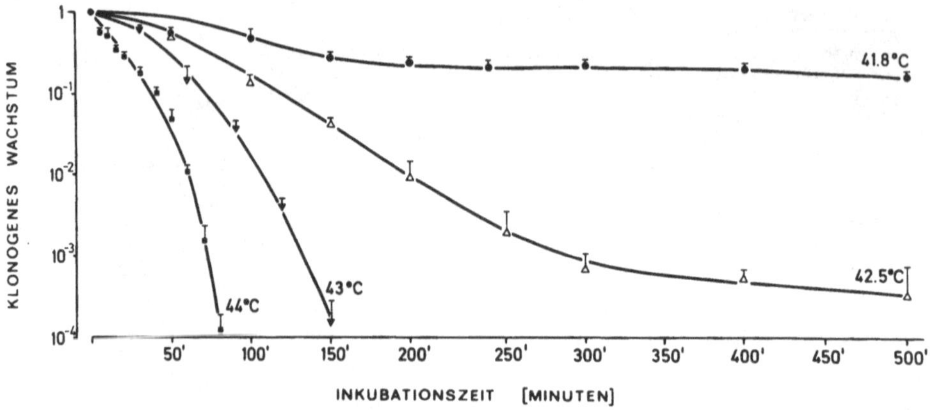

Abb. 3 Thermotoleranzentstehung in CHO Zellen während einer kontinuierlichen Temperaturbehandlung bis 42.5 °C. Vergleich mit höheren Temperaturen

Dieser Bereich stellt sich in der halblogarithmischen Darstellung linear dar. Bei Temperaturen unterhalb von 42,5 °C läßt sich nach etwa 200 min ein Abflachen der Überlebenskurven beobachten: Die Zellen werden thermotolerant. Berechnungen der Inaktivierungsenergie für die Hyperthermiewirkung, z. B. durch Auftragen der Abtötungsrate gegen die Temperatur in sogenannten „Arrhenius-Plots", ergeben, daß sich Temperaturen oberhalb der kritischen Temperatur von 42,5 °C (dem „Breakpoint") in ihrer biologischen Wirkung nicht nur quantitativ sondern auch qualitativ von Temperaturen unterhalb 42,5 °C unterscheiden. Obwohl eine Fülle von Daten über biochemische Folgeerscheinungen der Hyperthermie vorliegt, ist der molekulare Mechanismus der Hitzewirkung weitgehend unbekannt. Neben morphologischen Veränderungen von Zellen und Membrananteilen und einer Beeinflussung des Zellzyklus sind neuerdings biochemische Veränderungen in Hinblick auf DNS-Replikation und -Repair, Kernproteingehalt, Proteinsynthese, Membranpotential sowie Substrat- und Energiestoffwechsel beschrieben worden [12].

In Zellen, die mit Temperaturen oberhalb von 42,5 °C behandelt werden, wird ebenfalls eine Thermotoleranz induziert, die jedoch durch die hohe Absterberate bei kontinuierlicher Behandlung nicht mehr in Erscheinung tritt. Diese läßt sich durch „Split Dose"-Experimente nachweisen, in denen die Zellen nach einer kurzen Hitzeexposition für eine gewisse Zeit (Ti) bei 37 °C inkubiert werden, um anschließend das Phänomen der Thermotoleranz exprimieren zu können. Das Ausmaß dieser Thermotoleranz wird durch eine zweite Hitzebehandlung bestimmt. Ein typisches Versuchsprotokoll ist in der Abbildung 4 gezeigt. Aus den Ergebnissen derartiger Versuchsanordnungen (siehe Abb. 5) ergibt sich, daß die Thermotoleranz nach etwa 6–8 Stunden ihr Maximum

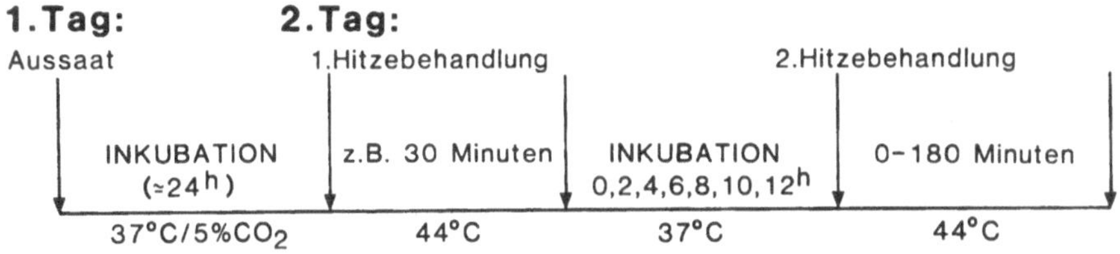

Abb. 4 Hitzebehandlung von Zellen in vitro im sogenannten „Split Dose"-Verfahren

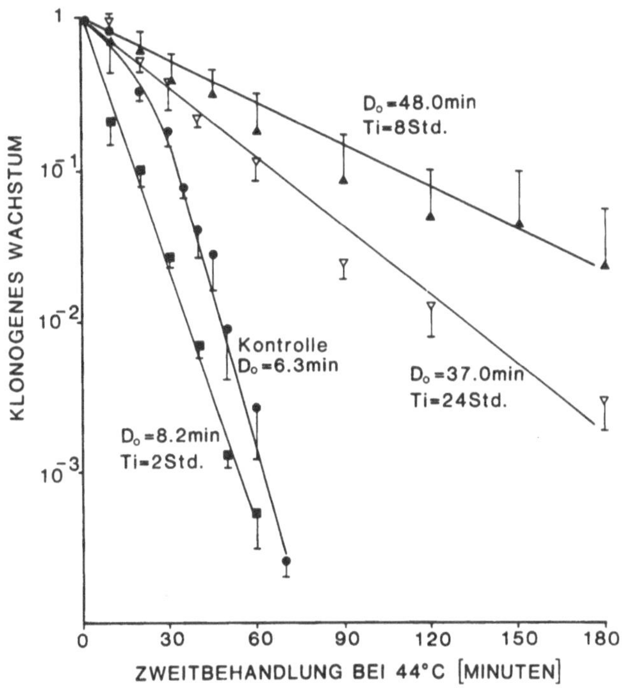

Abb. 5 Thermotoleranz durch kurzfristige Hitzebehandlung (30 min/44 °C) nach verschiedenen Zeitintervallen (Ti) bei 37 °C

erreicht und nach 24 Stunden bereits wieder deutlich vermindert ist. Parallel zur Expression der Thermotoleranz läßt sich in hyperthermierten Zellen die vermehrte Synthese sogenannter „Heat-Shock-Proteine" nachweisen. Ein Zusammenhang zwischen dem Auftreten von Heat-Shock-Proteinen und der Thermotoleranz wird durch eine Vielfalt von Untersuchungen nahegelegt [11].

Abbildung 6 zeigt das Autoradiogramm nach zweidimensionaler (2D-) Elektrophorese eines Zellextrakts von Chinesischen Hamster Ovar Carcinom (OvCa) Zellen, die nach einer 30minütigen Behandlung bei 44 °C und einer

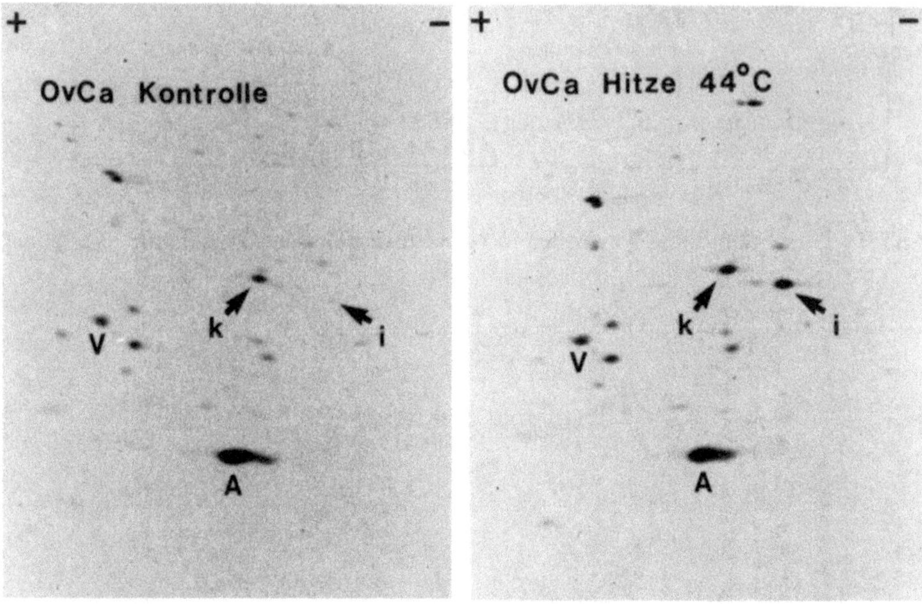

Abb. 6 Autoradiographie nach 2D-Elektrophorese eines OvCa-Zellextrakts. ^{35}S-Pulsmarkierung für 1 Stunde. A: Aktin, V: Vimentingruppe, k: konstitutives Heat-Shock-Protein (hsp70); i: induzierbares Heat-Shock-Protein (hsp68).
Rechts: die Pulsmarkierung erfolgte 6 Stunden nach einer Hitzebehandlung (44 °C, 30 min).
Links: Kontrolle ohne Hitzebehandlung

Ruhezeit von 6 Stunden bei 37 °C mit ^{35}S-Methionin pulsmarkiert wurden. Aus dem Vergleich mit der Kontrolle (Abb. 6, links) ergibt sich in hitzebehandelten Zellen (Abb. 6, rechts) die verstärkte Synthese eines bereits konstitutiv vorhandenen Proteins hsp70 (k). Besonders augenfällig ist die wärmeinduzierte Synthese des „Heat-Shock-Proteins" hsp68 (i). Die Syntheserate der Vimentingruppe (V) und des Aktin (A) dient als Referenz bei der relativen Quantifizierung.

Mit Hilfe eines monoklonalen Antikörpers, der spezifisch die induzierbare Form hsp68 ohne Kreuzreaktion mit dem sequenzverwandten konstitutiven hsp70 erkennt (freundlicherweise von Prof. Günther, Abt. Immungenetik, Universität Göttingen, zur Verfügung gestellt, siehe Abb. 7), untersuchen wir derzeit, ob sich dieser Antikörper zur Bewertung einer Thermotoleranzexpression bei Hyperthermiebehandlungen auch diagnostisch einsetzen läßt.

In einer Vielzahl von in vitro-Untersuchungen wurde der Frage nachgegangen, ob der Zustand der Thermotoleranz die Wirksamkeit einer zytostatischen

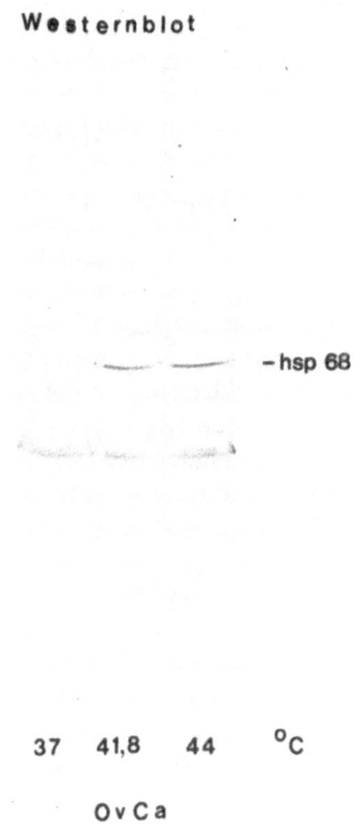

Abb. 7 Westernblot eines Polyacrylamidgels von OvCa-Zellextrakten. Nach 200 min bei 41.8 °C oder 6 Stunden nach einem Hitzeschock (44 °C, 30 min) läßt sich mit Hilfe eines monoklonalen Antikörpers spezifisch das Heat-Shock-Protein hsp68 nachweisen

Behandlung vermindert. Dies wurde bisher nur beim Adriamycin beobachtet, während die Wirkung von Cis-Platin oder Bleomycin in diesen Untersuchungen von einer bestehenden Thermotoleranz unbeeinflußt blieb (Tab. 2).

Von erheblicher Bedeutung für die klinische Kombination von Hyperthermie und Chemotherapie wäre die Überwindung einer Zytostatikaresistenz durch Hyperthermie. Dies konnte tatsächlich in in vitro-Untersuchungen für Methotrexat, BCNU, und Cis-Platin beobachtet werden (Tab. 3). Interessanterweise fand sich für Mitomycin C resistente Zellen sogar eine verstärkte Hitzeempfindlichkeit gegenüber Kontrollzellen.

Eine Reihe von chemischen Verbindungen kann als „Thermosensitizer" im engeren Sinn angesprochen werden. Sie sind dadurch charakterisiert, daß sie bei 37 °C keine Toxizität aufzeigen, aber im hyperthermen Temperaturbereich

Tabelle 2 Interaktion zwischen Thermotoleranz und zytostatisch wirksamen Substanzen

Cis-Platin		
Bleomycin	Neilan	[13]
Adriamycin	Wallner	[14]

Tabelle 3 Zytostatika-Resistenz und Hyperthermie

Methotrexat	Herman	[6]
BCNU	Da Silva	[1]
Cis-Platin	Wallner	[15]
Mitomycin C	Wallner	[16]

Tabelle 4 Thermosensitizer

Amphotericin B	Hahn	[4]
Procain	Yau	[17]
Cysteamin	Kapp	[10]
	Issels	[7]
Polyamine	Gerner	[2]

BCNU

1,3-Bis(2-Chlorethyl)-1-nitrosoharnstoff

MG : 214

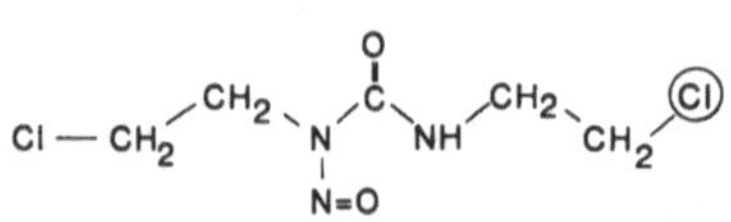

CNC-CYSTEAMIN

1-(2-Chlorethyl)-3(2-mercaptoethyl)-
1-nitrosoharnstoff

MG : 212

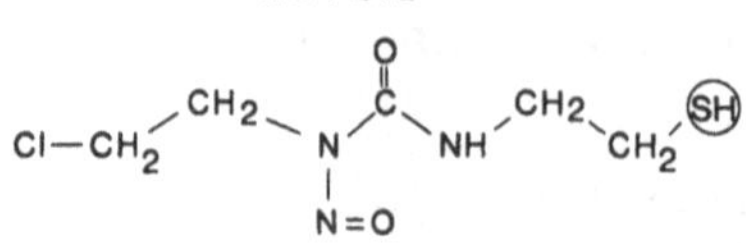

Abb. 8 Chemische Struktur von BCNU und CNC-Cysteamin

die Hitzewirkung synergistisch verstärken. Eine Auswahl derartiger Substanzen ist in Tabelle 4 zusammengestellt.

Am Modell von verschiedenen Thiolderivaten konnten wir zeigen, daß Zellen durch die Generierung aktivierter Sauerstoffverbindungen thermosensitiviert werden [7, 8]. Derzeit wird auch die thermosensitivierende Potenz von Verbindungen untersucht, in denen ein zytostatisches Wirkprinzip mit einem Thiol in einer Molekülstruktur vereint ist. So besitzt nach unseren Ergebnissen das CNC-Cysteamin (freundlicherweise von Prof. Eisenbrandt, Fachrichtung Lebensmittelchemie und Umwelttoxikologie, Universität Kaiserslautern zur Verfügung gestellt) durch seinen Nitrosoharnstoffanteil eine alkylierende und durch die SH-Gruppe eine thermosensitivierende Wirkung (Abb. 8). Wie in Abbildung 9 dargestellt, kann diese Verbindung in nichttoxischer Konzentration die moderate Zellabtötung bei 41,8 °C um einen Faktor von etwa 100 verstärken und liegt damit in ihrer thermobiologischen Wirkung deutlich über dem Effekt von BCNU. Bis zur klinischen Anwendung derartiger Modellverbindungen als Thermosensitizer bedarf es noch einer intensiven Grundlagenforschung. Die klinische Hyperthermie in Kombination mit Chemotherapie hat ihre potentiellen Möglichkeiten bei weitem noch nicht ausgeschöpft und könnte auf der Grundlage derartiger Forschungen eine interessante Behandlungsmodalität in der Onkologie darstellen.

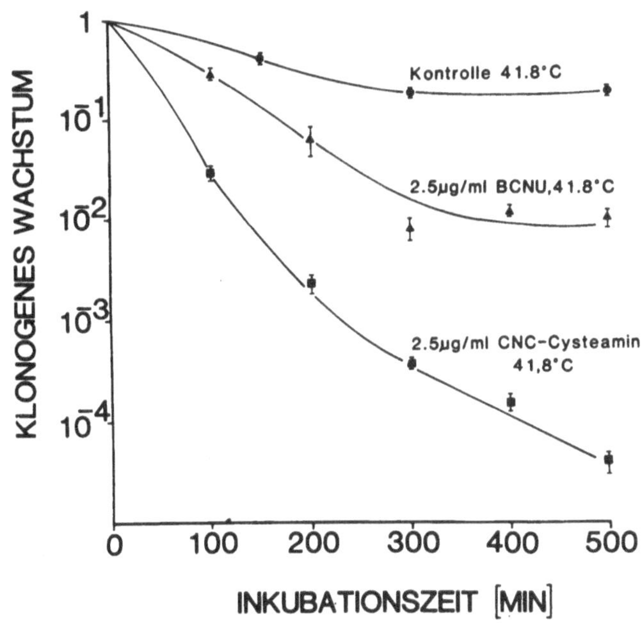

Abb. 9 Klonogenes Wachstum von CHO-Zellen in Abhängigkeit von CNC-Cysteamin (■ – ■) und BCNU (▲ – ▲) bei 41.8 °C

Literatur

[1] Da Silva, V., P. J. Tofilon, P. H. Gutin et al.: Comparative study of the effects of hyperthermia and BCNU on BCNU-sensitive and BCNU-resistant 9L rat brain tumor cells. Radiat. Res. **103** (1985) 363–372.

[2] Gerner, E. W., A. Cress, D. Stickney et al.: Factors regulating membrane permeability alter thermal resistance. Ann. NY Acad. Sci. **335** (1980) 215–233.

[3] Gerweck, L. E.: Thermoradiotherapy: molecular and cellular kinetics. In: F. K. Storm (ed.): Hyperthermia in cancer therapy, pp. 447–465. G. K. Hall Medical Publishers, Boston 1983.

[4] Hahn, G. M., G. C. Li, E. C. Shiu: Interaction of Amphotericin B and 43 °C hyperthermia. Cancer Res. **37** (1977) 761–764.

[5] Hahn, G. M.: Hyperthermia and Cancer. Plenum Press, New York 1982.

[6] Herman, T. S., A. E. Cress, C. C. Sweets et al.: Reversal of Methotrexate resistance by hyperthermia. Cancer Res. **41** (1981) 3840–3843.

[7] Issels, R. D., J. E. Biaglow, L. Epstein et al.: Enhancement of cysteamine cytotoxicity by hyperthermia and its modification by catalase and superoxide dismutase in Chinese hamster ovary cells. Cancer Res. **44** (1984) 3911–3915.

[8] Issels, R. D., S. Bourier, J. E. Biaglow et al.: Temperature-dependent influence of thiols upon glutathione levels in Chinese hamster ovary cells at cytotoxic concentrations. Cancer Res. **45** (1985) 6219–6224.

[9] Issels, R. D., M. Wadepohl, K. Tiling et al.: Regional hyperthermia combined with systemic chemotherapy in advanced abdominal and pelvic tumors: first results of a pilot study employing an annular phased array applicator. In: R. D. Issels, W. Wilmanns (eds.): Application of hyperthermia in the treatment of cancer. Recent Results in Cancer Research, pp. 236–243. Springer, Berlin, Heidelberg–New York 1988.

[10] Kapp, D. S., G. M. Hahn: Thermosensitization by sulfhydryl compounds of exponentially growing Chinese hamster cells. Cancer Res. **39** (1979) 4630–4635.

[11] Laszlo, A., G. C. Li: Heat resistant variants of Chinese Hamster fibroblasts altered in expression of heat shock protein. Proc. Natl. Acad. Sci. USA **82** (1985) 8029–8033.

[12] Leeper, D. B.: Molecular and cellular mechanisms of hyperthermia alone or combined with other modalities. In: J. Overgaard (ed.): Hyperthermic Oncology 1984, Vol. 2, Proceedings of the 4th International Symposium on Hyperthermic Oncology, Aarhus, pp. 9–40. Taylor & Francis, London, Philadelphia 1985.

[13] Neilan, B. A., K. J. Henle, W. A. Nagle et al.: Cytotoxicity of hyperthermia combined with Bleomycin or cis-Platinum in cultured RIF cells: modification by thermotolerance and by polyhydroxy compounds. Cancer Res. **46** (1986) 2245–2247.

[14] Wallner, K. E., G. C. Li: Adriamycin resistance, heat resistance and radiation response in Chinese hamster fibroblasts. Int. J. Radiation Oncology Biol. Phys. **12** (1986) 829–833.

[15] Wallner, K. E., M. W. DeGregorio, G. C. Li: Hyperthermic potentiation of cis-diamminedichloroplatinum (II) cytotoxicity in Chinese hamster ovary cells resistant to drug. Cancer Res. **46** (1986) 6242–6245.

[16] Wallner, K. E., M. Banda, G. C. Li: Hyperthermic enhancement of cell killing by Mitomycin C in Mitomycin C-resistant Chinese hamster ovary cells. Cancer Res. **47** (1987) 1308–1312.

[17] Yau, T. M.: Procaine-mediated modification of membranes and of the response to X-irradiation and hyperthermia in mammalian cells. Radiat. Res. **80** (1979) 423–431.

Die Bedeutung hämatopoetischer Wachstumsfaktoren bei neutropenischen Erkrankungen und in der Überwindung von Zytostatika-Resistenz

E. Platzer

Zusammenfassung

Schwere Neutropenien bedeuten für Patienten ein erhöhtes Risiko, an Bakterien- oder Pilzinfektionen zu erkranken. Die Behebung oder Milderung solcher Zustände, ob nun idiopathisch oder iatrogen z. B. im Rahmen von Tumortherapie aufgetreten, sollte die Rate infektiöser Komplikationen bei diesen Patienten reduzieren. In zahlreichen klinischen Studien werden daher derzeit Wachstumsfaktoren des blutbildenden Systems vor allem bei neutropenischen Krankheitsbildern untersucht.

Andererseits könnten hämatopoetische Wachstumsfaktoren auch in der Überwindung von Resistenzproblemen in der antitumoralen Chemotherapie Bedeutung erlangen. Im wesentlichen scheinen hierzu zwei Ansatzpunkte möglich: erstens, über Steigerung der Aggressivität der Tumortherapie bei Milderung der Nebenwirkung durch Wachstumsfaktoren und zweitens, durch Induktion eines chemo- bzw. radiosensitiven Zustands in malignen Zellen mittels „recruitment“

Einführung

Die bisher klinisch meiststudierten Wachstumsfaktoren sind G-CSF (Granulozyten-) und GM-CSF (Granulozyten-Monozyten-Colony-Stimulating-Factor). G-CSF wirkt *in vivo* vorwiegend auf Vorläufer und reife Zellen der neutrophilen Granulopoese, während GM-CSF zusätzlich Effekte auf die eosinophile und monozytäre Zellreihe zeigt. Umfangreiche Übersichtsartikel über CSF stehen zur Verfügung [1–7], daher soll nur kurz auf weitere Besonderheiten eingegangen werden.

Rekombinante menschliche koloniestimulierende Faktoren

Rekombinantes menschliches G-CSF wird in E. coli hergestellt [8, 9] und entspricht in seiner biochemischen Zusammensetzung und biologischen Wirkung weitgehend dem natürlich vorkommenden G-CSF, das von uns zuerst aus Kulturüberständen der menschlichen Blasenkarzinomzellinie 5637 rein hergestellt wurde [10]. Wie alle CSF weist auch G-CSF eine hohe spezifische Aktivität von ca. $1{,}5 \times 10^8$ U/mg auf. Daher genügen, wie bei Hormonen, sehr geringe Konzentrationen dieser Substanz für eine optimale biologische Aktivität.

G-CSF stimuliert die Proliferation und Differenzierung neutrophiler Granulozyten aus Knochenmarks- und Blutstammzellen *in vitro* und *in vivo*. Bei hohen G-CSF-Konzentrationen entstehen *in vitro* auch erythroide und multipotente Kolonien [10]. Darüberhinaus wird aber nicht nur die Bildung Neutrophiler durch G-CSF gefördert, sondern zusätzlich noch deren funktionelle Aktivierung: so etwa die Fähigkeit zur Bindung bakterieller Bestandteile, zur Phagozytose und zur zytotoxischen Aktivität, gegen z. B. Tumorzellen in antikörper-vermittelter Zytotoxizität (ADCC).

Rekombinantes menschliches GM-CSF wird in Wirbeltier-Zellen, Hefe oder E. coli hergestellt. Im Unterschied zu G-CSF besteht eine stärkere Glykosilierung, was jedoch keine wesentlichen Konsequenzen für die biologische Aktivität von GM-CSF mit sich bringt. GM-CSF scheint im Vergleich zu G-CSF auf etwas frühere und damit unreifere und weniger determinierte Stammzellpopulationen zu wirken, mit Folgen für Spektrum und Zeitkinetik der Wirkung. So findet sich z. B. optimales Koloniewachstum *in vitro* für die meisten GM-CSF-reaktiven Zellen nach ca. 10–14 Tagen (G-CSF: 7 Tage). Entsprechend scheint sich in klinischen Studien ein im Vergleich zu G-CSF etwas verzögerter, jedoch kontinuierlicher Anstieg der peripheren Neutrophilen unter GM-CSF zu zeigen. Ferner zeigt GM-CSF ein breiteres Wirkungsspektrum: Vorläuferzellen und reife Zellen der eosinophilen und neutrophilen Granulopoese sowie der monozytären Zellreihe stellen das Hauptkontingent GM-CSF responsiver Zellen *in vitro* und *in vivo*. Daneben werden auch erythroide und multipotente Vorläuferzellen *in vitro* angesprochen, was sich allerdings, wie bei G-CSF, nicht regelmäßig *in vivo* nachvollziehen läßt.

Neutropenie

In der internistischen und strahlentherapeutischen Tumortherapie ist besonders die *iatrogene* Neutropenie von Bedeutung. Bei absoluten Granulozytenwerten unter 500/µl im peripheren Blut besteht für die Patienten ein akutes Risiko schwerer Infektionen. Chemotherapie-Protokolle und Strahlentherapie führen nicht selten zu ausgeprägten, oft auch langdauernden Neutropenien. Daher ist häufig eine Dosisreduktion erforderlich, insbesondere bei wiederholter Behandlung und wenn Komplikationen aufgetreten waren. Dosisreduktion führt wahrscheinlich zu einem Verlust an antitumoraler Wirkung der Behandlung, mit verringerten Ansprechraten bzw. verkürzter Remissionsdauer. Umgekehrt könnte es die Senkung myelotoxischer Nebenwirkungen durch hämatopoetische Wachstumsfaktoren ermöglichen, die tolerierbare Dosierung zytotoxischer Substanzen zu erhöhen (Dosis-Eskalation), oder die Zeitintervalle zwischen Chemotherapiezyklen zu verkürzen (Dosis-Intensifikation). Dies könnte insbesondere bei Tumoren mit steiler Dosis-Wirkungsbeziehung bei den verwendeten Zytostatika von Bedeutung sein [11].

Klinische CSF-Studien bei neutropenischen Patienten

In mehreren vorklinischen Studien hatte sich die Fähigkeit von G-CSF oder GM-CSF gezeigt, Dauer und Ausmaß chemotherapie-induzierter Neutropenien bei Primaten zu vermindern [12–14]. In zahlreichen Phase I und II Studien wurden daher G- und GM-CSF mittlerweile klinisch am Patienten getestet. Stellvertretend sei hier eine der Studien mit G-CSF kurz berichtet, die am Memorial Sloan-Kettering Cancer Center in New York durchgeführt wurde [15].

G-CSF wurde mittels intravenöser Infusion an Patienten mit Blasenkarzinom unter Polychemotherapie nach dem M-VAC-Schema (Methotrexat, Vinblastin, Adriamycin und Cisplatin) verabreicht. G-CSF führte zu einer dosisabhängigen Steigerung der neutrophilen Granulozyten im peripheren Blut, sowohl vor als auch nach Polychemotherapie. Dieser Effekt zeigte sich auch bei einigen Patienten, die zuvor Radiotherapie im Beckenbereich erhalten hatten. Diese Patienten weisen oft eine erhöhte Toxizität nach Chemotherapie auf und müssen reduzierte Dosen erhalten. Insgesamt wurden unter der Behandlung mit G-CSF im Vergleich zu den ohne G-CSF verabreichten M-VAC-Therapien deutlich verkürzte Perioden von Neutropenie beobachtet. Klinisch bedeutsam war eine Verminderung der fieberhaften Episoden mit Bedarf an i. v.-Antibiotika, eine verkürzte Hospitalisation, und eine verringerte Rate an Mukositiden. Darüberhinaus fand sich auch eine verbesserte Kompliance mit dem Chemotherapieplan, da Dosisreduktionen oder wegen Leukopenie verzögerter Beginn wiederholter Therapien nicht erforderlich wurden.

Nebenwirkungen der CSF-Therapie

Nebenwirkungen von G-CSF-Behandlung traten lediglich bei hohen Dosen auf und bestanden im wesentlichen in Knochenschmerzen während der G-CSF-Infusion, die aber durch Analgetika beherrschbar waren. In anderen Studien inklusive unserer eigenen in Erlangen erweist sich inzwischen, daß bei subkutaner Verabreichung mäßiger, aber biologisch ausreichender Dosen von G-CSF (oder GM-CSF) diese Schmerzen nicht auftreten.

Im Vergleich zu anderen in die klinische Therapie eingeführten „biologischen Mediatoren" (z. B. Interferone, Tumor-Nekrose-Faktor) treten also unter diesen Bedingungen bei G-CSF kaum Nebenwirkungen auf. Nebenwirkungen scheinen bei anderen hämatopoetischen Wachstumsfaktoren wie GM-CSF und Interleukin 3 (multi-spezifisches CSF) etwas stärker ausgeprägt zu sein, wo bei höheren Dosen grippeähnliche Symptome, wie Fieber, Kopf- und Muskelschmerzen, auftreten können. Neuauftreten oder Zunahme vorbestehender Pleura- oder Perikard-Ergüsse sind ebenfalls für GM-CSF beobachtet worden. Erst bei sehr hochdosierter intravenöser CSF-Gabe kann wie bei Interleukin 2 auch Wasserretention („capillary leak") und Gewichtszunahme auftreten. Ob die zum Teil exzessive Eosinophilie, die bei GM-CSF vor allem bei hochdosierter intravenöser Anwendung auftritt, klinisch für den Patienten abträgliche Folgen haben kann, ist unklar.

Nicht-iatrogene Neutropenien

Schwere angeborene Neutropenie (Kostman's Syndrome) ist auf einen nichtleukämischen Differenzierungsdefekt der Vorläuferzellen im Knochenmark zurückzuführen und klinisch charakterisiert durch schon im Kindesalter auftretende schwere Infektionen. Studien von K. Welte u. a. [16, 17] haben gezeigt, daß G-CSF in den meisten Fällen bei diesen Patienten einen Anstieg der neutrophilen Granulozyten und in der Folge eine signifikante Abnahme von Infektionen hervorrufen kann. Im Gegensatz dazu konnte GM-CSF bei den meisten dieser Kinder nur einen Anstieg der eosinophilen Granulozyten induzieren [16].

Studien mit G-CSF bei erworbenen Neutropenien oder zyklischer Neutropenie, und mit GM-CSF bei aplastischer Anämie haben ebenfalls klinische Wirksamkeit von CSF, vorwiegend auf Granulozytopenie, gezeigt [18–20].

Myelodysplastische Syndrome und Leukämien

Leukämische Zellen besitzen Rezeptoren für hämatopoetische Wachstumsfaktoren [8, 21]. Obwohl in einigen Fällen bei frischen Leukämiezellen spontanes Wachstum *in vitro* zu finden ist, und gleichzeitig CSF-Produktion und CSF-stimuliertes Wachstum nachgewiesen werden konnte [22–24], scheint autokrine Stimulation in der Regel nicht entscheidend zu sein für die Propagation leukämischer Zellen *in vivo*. Exogen zugesetzte CSF sind meist erforderlich für *in vitro* Wachstum leukämischer Zellen [25–27]. Neben einer Förderung leukämischen Wachstums können aber CSF auch eine phänotypische Differenzierung leukämischer Zellen induzieren [28]. Welcher dieser Effekte *in vivo* überwiegen wird, ist unklar. Klinisch hat sich beim Einsatz von GM-CSF zur Behebung von Zytopenien bei myelodysplastischen Erkrankungen (MDS) [29] in einigen Fällen eine Expansion der Blastenpopulation und eine Progression zur Leukämie gezeigt [30]. Da einige Formen von MDS spontan häufig in Leukämien übergehen, ist ein Zusammenhang mit der GM-CSF-Therapie nicht sicher. Bei G-CSF-Behandlung sind bisher keine Übergänge von MDS in Leukämien bekannt geworden [31].

Therapeutische CSF-Studien bei lymphoblastischen Leukämien wurden bisher vor allem im Zusammenhang mit autologer Knochenmarkstransplantation durchgeführt [32] und zeigten die erwartete Beschleunigung der Rekonstitution der Granulopoese, ohne Anhalt für vermehrtes leukämisches Wachstum. Obwohl eine unreife T-lymphoblastische Zellinie etabliert werden konnte, die in Abhängigkeit von GM-CSF *in vitro* wächst [33], und es aus soliden Tumoren etablierte Zellinien gibt, die CSF-Rezeptoren besitzen [34], ist CSF-Reaktivität am ehesten bei myeloischen Leukämiezellen zu erwarten. In einer ersten Studie mit GM-CSF bei akuten myeloischen Leukämien wurde eine beschleunigte Rekonstitution der Granulopoese nach Induktionstherapie, jedoch bisher keine Zunahme leukämischer Rezidive innerhalb eines noch kurzen Beobachtungszeitraumes gesehen [35].

Im Hinblick auf eine Überwindung von Resistenzproblemen könnte in den Fällen, in denen maligne Zellen – insbesondere wohl myeloische Leukämien – auf hämatopoetische Wachstumsfaktoren mit gesteigerter DNS-Synthese oder Proliferation reagieren können, eine erhöhte zytotoxische Wirkung von Zellzyklus-spezifischen Chemotherapeutika [36] oder Strahlentherapie erreicht werden. Da dabei ja auch die normalen hämatopoetischen Vorläuferzellen verstärkt chemosensitiv werden dürften, erscheint dieser therapeutische Ansatz vor allem im Rahmen der Konditionierungsbehandlung für Knochenmarkstransplantation vorstellbar.

Künftige Entwicklungen

Inzwischen wird weltweit bereits eine Vielzahl klinischer Studien mit CSF durchgeführt. G-CSF und GM-CSF dürften in naher Zukunft frei verfügbar werden, und wohl vorwiegend zur Behandlung von Granulozytopenien im oben abgesteckten Rahmen eingesetzt werden. Weitere Wachstumsfaktoren oder Kofaktoren der Hämatopoese werden derzeit in klinische Studien eingeführt. Interleukin 3 (multi-CSF) scheint im Vergleich zu bisherigen CSF-Studien erstmals reproduzierbar *in vivo* die Bildung von Thrombozyten zu stimulieren. Weitgehend unklar ist, inwieweit Interleukine mit meist sehr breitem Aktivitätsspektrum, wie z. B. das radioprotektiv wirksame Interleukin 1, Eingang in die Klinik finden werden. Die Zahl der therapeutischen Möglichkeiten ist kaum überschaubar. Aber es darf dabei nicht übersehen werden, daß unser Verständnis pathogenetischer Vorgänge bei vielen Erkrankungen lückenhaft ist. Studien zur klinischen Aktivität der neuen Faktoren erfordern daher sorgfältige Planung und kontrollierte Bedingungen, um Nutzen und Risiken ins richtige Verhältnis setzen zu können.

Literatur

[1] Metcalf, D.: The molecular biology and functions of the granulocyte-macrophage colony-stimulating factors. Blood **67** (1986) 257.

[2] Clark, S. C., R. Kamen: The human hematopoietic colony-stimulating factors. Science **236** (1987) 1229.

[3] Sieff, C. A.: Hematopoietic growth factors. J. Clin. Invest. **79** (1987) 1549.

[4] Kaushansky, K.: The molecular biology of colony-stimulating factors. Blood Cells **13** (1987) 3.

[5] Sachs, L.: The molecular control of blood cell development. Science **238** (1987) 1374.

[6] Platzer, E., J. R. Kalden: Human granulocyte colony stimulating factor. Blut **54** (1987) 129.

[7] Platzer, E.: Human hemopoietic growth factors. Eur. J. Haematol **42** (1989) 1.

[8] Souza, L. M., T. C. Boone, J. L. Gabrilove et al.: Recombinant human granulocyte colony-stimulating factor: effects on normal and leukemic myeloid cells. Science **232** (1986) 61.

[9] Nagata, S., M. Tsuchiya, S. Asano et al.: Molecular cloning and expression of cDNA for human granulocyte colony stimulating factor. Nature **319** (1986) 415.

[10] Welte, K., E. Platzer, L. Lu et al.: Purification and biochemical characterization of human pluripotent hematopoietic colony-stimulating factor. Proc. Natl. Acad. Sci. USA **82** (1985) 1526.

[11] Griffin, J. D.: Hemopoietins in oncology: factoring out myelosuppression. J. Clin. Oncol. **7** (1989) 151.

[12] Welte, K., M. A. Bonnilla, A. P. Gillio et al.: Recombinant human granulocyte colony-stimulating factor Effects on hematopoiesis in normal and cyclophosphamide treated primates. J. Exp. Med. **165** (1987) 941.

[13] Donahue, R. E., E. A. Wang, D. K. Stone et al.: Stimulation of haematopoiesis in primates by continuous infusion of recombinant human GM-CSF. Nature **321** (1986) 872.

[14] Nienhuis, A. W., R. E. Donahue, S. Karlsson et al.: Recombinant human granulocyte-macrophage colony-stimulating factor (GM-CSF) shortens the period of neutropenia after autologous bone marrow transplantation in a primate model. J. Clin. Invest. **80** (1987) 573.

[15] Gabrilove, J. L., A. Jakubowski, H. Scher et al.: Effect of granulocyte colony-stimulating factor on neutropenia and associated morbidity due to chemotherapy for transitional-cell carcinoma of the urothelium. N. Engl. J. Med. **318** (1988) 1414.

[16] Welte, K., C. Zeidler, A. Reiter et al.: Correction of neutropenia and associated clinical symptoms with rhG-CSF in children with severe congenital neutropenia. Blood **72**, Suppl. 1 (1988) 139a. (Abstr.)

[17] Bonilla, A. P., A. P. Gillio et al.: Effects of human granulocyte colony-stimulating factor on neutropenia in patients with congenital agranulocytosis. N. Engl. J. Med. **320** (1989) 1574.

[18] Hammond, W. P., T. H. Price, L. M. Souza et al.: Treatment of cyclic neutropenia with granulocyte colony-stimulating factor. N. Engl. J. Med. **320** (1989) 1306.

[19] Vadhan-Raj, S., S. Buescher, H. E. Broxmeyer et al.: Stimulation of myelopoiesis in patients with aplastic anemia by recombinant human granulocyte-macrophage colony-stimulating factor. N. Engl. J. Med. **319** (1988) 1628.

[20] Jakubowski, A. A., L. Souza, F. Kelly et al.: Effects of human granulocyte colony-stimulating factor in a patient with idiopathic neutropenia. N. Engl. J. Med. **320** (1989) 38.

[21] Nicola, M. A., C. G. Begley, D. Metcalf: Identification of the human analogue of a regulator that induces differentiation in murine leukemic cells. Nature **314** (1985) 625.

[22] Oster, W., S. Horn, A. Lindemann et al.: CSF-gene expression and -synthesis by blast cells from patients with acute myeloid leukemia. Blut **55** (1987) 209. (Abstr.)

[23] Young, D. C., K. Wagner, J. D. Griffin: Constitutive expression of the granulocyte-macrophage colony-stimulating factor gene in acute myeloblastic leukemia. J. Clin. Invest. **79** (1987) 100.

[24] Young, D. C., J. D. Griffin: Autocrine secretion of GM-CSF in acute myeloblastic leukemia. Blood **68** (1986) 1178.

[25] Kelleher, C., J. Miyauchi, G. Wong et al.: Synergism between recombinant growth factors, GM-CSF and G-CSF, acting on the blast cells of acute myeloblastic leukemia [published erratum appears in Blood 1987 Jul; 70 (1): 339]. Blood **69** (1987) 1498.

[26] Delwel, R., L. Dorssers, I. Touw et al.: Human recombinant multilineage colony stimulating factor (interleukin-3): stimulator of acute myelocytic leukemia progenitor cells in vitro. Blood **70** (1987) 333.

[27] Vellenga, E., D. C. Young, K. Wagner et al.: The effects of GM-CSF and G-CSF in promoting growth of clonogenic cells in acute myeloblastic leukemia. Blood **69** (1987) 1771.

[28] Platzer, E., K. Welte, J. L. Gabrilove et al.: Biological activities of a human pluripotent hemopoietic colony stimulating factor on normal and leukemic cells. J. Exp. Med. **162** (1985) 1788.

[29] Vadhan-Raj, S., M. Keating, A. LeMaistre et al.: Effects of recombinant human granulocyte-macrophage colony-stimulating factor in patients with myelodysplastic syndromes. N. Engl. J. Med. **317** (1987) 1545.

[30] Ganser, A., B. Voelkers, J. Greher et al.: Recombinant human granulocyte-macrophage colony-stimulating factor in patients with myelodysplastic syndromes – a phase I/II trial. Blood **73** (1989) 31.

[31] Negrin, R. S., D. H. Haeuber, A. Nagler et al.: Treatment of myelodysplastic syndromes with recombinant human granulocyte colony-stimulating factor. A phase I-II trial. Ann. Intern. Med. **110** (1989) 976.

[32] Blazar, B. R., J. H. Kersey, P. B. McGlave et al.: In vivo administration of recombinant human granulocyte/macrophage colony-stimulating factor in acute lymphoblastic leukemia patients receiving purged autografts. Blood **73** (1989) 849.

[33] Valtieri, M., D. Santoli, D. Caracciolo et al.: Establishment and characterization of an undifferentiated human T leukemia cell line which requires granulocyte-macrophage colony stimulating factor for growth. J. Immunol. **138** (1987) 4042.

[34] Ruff, M. R., W. L. Farrar, C. B. Pert: Interferon gamma and granulocyte-macrophage colony-stimulating factor inhibit growth and induce antigens characteristic of myeloid differentiation in small-cell lung cancer cell lines. Proc. Natl. Acad. Sci. USA **83** (1986) 6613.

[35] Büchner, T., W. Hiddemann, M. Koenigsmann et al.: Human recombinant granulocyte-macrophage colony stimulating factor (GM-CSF) for acute leukemias in aplasia and at high risk of early death. Blood **72**, Suppl. 1 (1988) 111a. (Abstr.)

[36] Andreeff, M., K. Welte: Hematopoietic colony stimulating factors. Sem. Oncol. **16** (1989) 211.

Onkologisches Kolloquium

Band 1:
Therapiestrategien beim metastasierten Mammakarzinom

Herausgegeben von C. G. Schmidt, K. W. Brunner und E. Enghofer

17 x 24 cm. VIII, 61 Seiten. Mit 14 Abbildungen und 26 Tabellen.
1987. Broschiert **DM 38,–** ISBN 3 11 010875 5

Band 2:
Die lokoregionale Tumortherapie Möglichkeiten und Grenzen

Herausgegeben von S. Seeber, K. R. Aigner und E. Enghofer

17 x 24 cm. VIII, 121 Seiten. Mit 60 Abbildungen.
1988. Broschiert **DM 58,–** ISBN 3 11 011525 5

Band 3:
Non-Hodgkin-Lymphome: Trends in Diagnostik und Therapie

Herausgegeben von E. Thiel, W. Wilmanns und E. Enghofer

17 x 24 cm. VIII, 157 Seiten. Mit 24 Abbildungen.
1989. Broschiert **DM 78,–** ISBN 3 11 012067 4

W DE G **de Gruyter**

FSC
www.fsc.org
MIX
Papier | Fördert
gute Waldnutzung
FSC® C083411

Zeitfracht Medien GmbH
Ferdinand-Jühlke-Straße 7
99095 Erfurt, Deutschland
produktsicherheit@kolibri360.de